100 JAHRE BUNDESVERFASSUNG: DIE CORONAKRISE ALS JUBILÄUMSGABE

**PODIUMSDISKUSSION
AM 10. NOVEMBER 2020**

ÖAW

INHALT

EDITORIAL

OLIVER JENS SCHMITT

Wissenschaftliches Wissen zu wichtigen Fragen der Gesellschaft und der Politik einer breiteren Öffentlichkeit zur Verfügung zu stellen, ist eine der zentralen Aufgaben einer Akademie der Wissenschaften. Wir tun dies, indem wir in gewissen Abständen große Themen aufgreifen. Diese werden von herausragenden Mitgliedern der Gelehrtengesellschaft inhaltlich vorbereitet. Zur Diskussion an der Akademie laden wir internationale Fachleute und Entscheidungsträgerinnen und Entscheidungsträger ein.

Für die vorliegende Veranstaltung „100 Jahre Bundesverfassung: Die Coronakrise als Jubiläumsgabe" konnten wir die österreichische Bundesministerin für Justiz, Dr. Alma Zadić, für eine Grußbotschaft zum Verfassungsjubiläum gewinnen. Diesen Beitrag über den besonderen Wert einer krisenfesten Verfassung wollen wir den Leserinnen und Lesern ebenso zugänglich machen wie die fundierte Einführung zu einer der ältesten noch geltenden Verfassungen

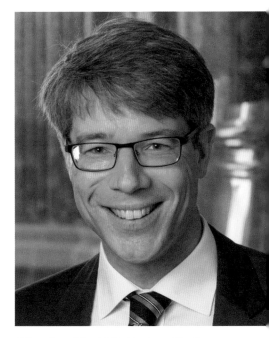

Oliver Jens Schmitt ist Professor für Geschichte Südosteuropas an der Universität Wien. 2011 wurde er zum wirklichen Mitglied der ÖAW gewählt. Seit 2017 ist er Präsident der philosophisch-historischen Klasse.

in Europa. Magdalena Pöschl, wirkliches Mitglied der ÖAW, spannt hier den Bogen über mehr als 100 Jahre, von der Entstehung der Bundesverfassung über die damals pandemisch grassierende Spanische Grippe bis in die COVID-Pandemie der Gegenwart. Nach der Debatte mit führenden Vertreterinnen und Vertretern der Rechtswissenschaften wird im Schlusswort eine Zusammenfassung sowie Deutung des Gesagten angeboten.

Die Akademie der Wissenschaften möchte auf diese Weise einer breiteren Öffentlichkeit Grundlagen für eine informierte, wissenschaftsbasierte Erörterung zur Bundesverfassung und ihrem Stellenwert gerade auch während einer Krise wie der COVID-19-Pandemie bereit stellen – einer Pandemie, die seit mehr als einem Jahr weltweit tiefgreifende Erschütterungen im politischen wie gesellschaftlichen Zusammenleben auslöst und daher einer gut funktionierenden Kontrollinstanz wie der Bundesverfassung dringend bedarf.

EINLEITUNG

MAGDALENA PÖSCHL

„Behördliche Maßregeln werden zum Schutze vor der Ausbreitung der Grippeepidemie kaum etwas beitragen können" – das verkündet ein Gesundheitsamt im Herbst 1918,[1] als die Spanische Grippe gerade auf ihren Höhepunkt zusteuert. Diese Mitteilung ist paradigmatisch für die Haltung der österreichischen Behörden zu einer Seuche, die in vielem an die Corona-Pandemie erinnert: Angeblich aus China kommend,[2] tritt die Spanische Grippe in Österreich erstmals im Frühsommer 1918 auf und flaut zunächst im August wieder ab.[3] In dieser ersten Welle erkranken zwar sehr viele Menschen, doch die Sterblichkeit bleibt niedrig;[4] nur vereinzelt wird davor gewarnt, die Krankheit auf die leichte Schulter zu nehmen: Ihr „wahres Gesicht" habe sie noch nicht gezeigt.[5] Die zweite Welle, die im September 1918 beginnt, wütet dann tatsächlich bis Ende des Jahres[6] und erfasst allein in

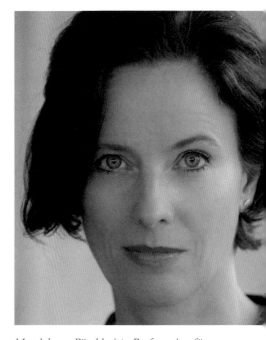

Magdalena Pöschl ist Professorin für Staats- und Verwaltungsrecht an der Universität Wien. 2012 wurde sie zum wirklichen Mitglied der Österreichischen Akademie der Wissenschaften gewählt.

---

[1] Neues Wiener Tagblatt (NWT), 6.10.1918, 12; Arbeiter-Zeitung (AZ), 6.10.1918, 7.

[2] Diese Ursprungshypothese ist aber keineswegs erwiesen: *Salfellner*, Die Spanische Grippe[2] (2020) 41, 45, 171; laut *WHO* (Hrsg.), Pandemic Influenza Risk Management (2017) 26, ist der Ursprung unklar.

[3] Neuigkeits-Welt-Blatt (NWB), 22.6.1918, 5; *Rosenfeld*, Die Grippeepidemie des Jahres 1918 in Österreich (1921) 3, 5; *Hörzer/Kunze*, „Kaum ein Haus in dem nicht Kranke lagen." Die Spanische Grippe in der Steiermark, Wiener Medizinische Wochenschrift 2012, 148 (149 f); *Salfellner* (FN 2) 39, 67 ff, 76.

[4] *Rosenfeld* (FN 3) 5; *Salfellner* (FN 2) 39, 53, 75.

[5] So ein Wiener Arzt im Mittagblatt des Neuen Wiener Journals (MNWJ), 14.8.1918, 4.

[6] Am 7. Oktober werden steigende Sterbezahlen gemeldet (Reichspost [RP] 7.10.1918, 5), am nächsten Tag die laufende Zunahme der Spanischen Grippe (NWB, 8.10.1918, 4), am Folgetag stellt der niederösterreichische Landessanitätsrat fest, dass die Spanische Grippe inzwischen ganz Wien erfasst habe (NWB, 9.10.1918, 4). 10 Tage später melden die Krankenkassen eine Verdoppelung der Krankmeldungen im Vergleich zum Vor-

Wien mindestens ein Zehntel der Bevölkerung, nach anderen Berechnungen soll sogar die Hälfte der österreichischen Bevölkerung erkrankt

sein:[7] Die Krankenhäuser sind völlig überfüllt, die Ärzte heillos überlastet, Medikamente Mangelware, die Sterbezahlen schnellen hoch, phasenweise fehlen sogar Särge und Gräber, um die vielen Toten zu bestatten.[8] Im Frühjahr 1919 macht Österreich eine dritte Welle durch[9] und im Frühjahr 1920 noch eine vierte;[10] die Seuche ist nun zwar immer noch sehr infektiös, verläuft aber seltener letal.[11] Schließlich verschwindet sie so mysteriös,

wie sie aufgetreten war.[12] Übertragen wurde die Spanische Grippe durch Tröpfcheninfektion oder Aerosole,[13] und zwar tückischerweise schon Tage, bevor den Trägerinnen und Trägern ihre Infektion bewusst war.[14] Manchmal verlief die Grippe nahezu asymptomatisch, oft löste sie Fieber, Husten, Kopf- und Gliederschmerzen aus, bisweilen trat aber auch eine Lungenentzündung auf, die vielfach tödlich endete.[15] Wer die Krankheit überstand, konnte noch wochenlang an Erschöpfung leiden, manchmal sogar an Depressionen.[16] Der markanteste Unterschied zu COVID-19 ist, dass die Spanische Grippe von Beginn an primär junge und kräftige Personen befiel.[17] In Österreich erlagen ihr mindestens

---

jahr (NWB, 19.10.1918, 4); das Ministerium schätzt am selben Tag die Zahl der Kranken in Wien zwischen 60.000 und 100.000 und meint, der Höhepunkt sei bereits erreicht (NWB, 19.10.1918, 4) – ein Optimismus, der nach den Daten der Wiener Gesundheitsbehörde nicht angezeigt war: Sie meldet in Wien in der zweiten Septemberwoche 77 Todesfälle wegen Grippe und Lungenentzündung, in der dritten Septemberwoche 121, in der vierten Septemberwoche 227, von 29.9. bis 5.10. 364 und in der zweiten Oktoberwoche 814; der Höhepunkt sei noch nicht erreicht (Neue Freie Presse [NFP], 20.10.1918, 8); für die dritte Oktoberwoche werden 1468 Tote angegeben (*Böhm*, Zur Epidemiologie der herrschenden Grippeepidemie, Wiener Medizinische Wochenschrift [WMW] Nr. 45/1918, 1975). In der Provinz nahmen die Infektionen ebenfalls zu (NWB, 19.10.1918, 4; speziell für die Steiermark *Hörzer*, Die Spanische Grippe in der Steiermark, Diplomarbeit [2010] 66; für Salzburg *Schausberger*, Ähnlich und doch ganz anders. Spanische Grippe vor 100 Jahren und Corona heute [2020] 15). Am 8. November melden die Behörden, dass die Krankenstände um ein Drittel, die Sterblichkeit um ein Siebentel gesunken sei (NWT, 8.11.1918, 3). Im Dezember steigen die Infektionen aber neuerlich an (Prager Tagblatt, 5.12.1918, 2), möglicherweise weil nun die Soldaten von der Front heimkehren: *Salfellner* (FN 2) 138 ff.

7   Zu Wien: MNWJ, 10.10.1918, 3; *Böhm* (FN 6) 1974 f; zu ganz Österreich: *Rosenfeld* (FN 3) 54.

8   *Salfellner* (FN 2) 105 ff; NWB, 19.10.1918, 4; Die Neue Zeitung, 23.10.1918, 3.

9   *Salfellner* (FN 2) 138 ff; *Rosenfeld* (FN 3) 55; für Salzburg *Schausberger* (FN 6) 50. Über die Zählweise der Wellen lässt sich freilich streiten, weil die zweite und dritte Welle relativ nah beisammen lagen, sodass man sie auch als eine Welle zählen könnte, siehe schon *Rosenfeld* (FN 3) 55.

10   Bereits am 27. Jänner 1920 zeigt sich die Zunahme der Grippe (AZ, 17.2.1920, 6). Die Genossenschaftskrankenkassen verzeichnen für Jänner 1185 und von 1. bis 11. Februar 1521 Krankmeldungen (NFP, 17.2.1920, 8). Am 25. Februar 1920 werden die Erkrankten in Wien mit 8000 beziffert, die Todesfälle von 18. bis 24. Februar mit 90 (MNWJ, 25.2.1920, 3).

11   AZ, 17.2.1920, 6; NFP, 17.2.1920, 8; MNWJ, 25.2.1920, 3; AZ, 5.3.1920, 5.

---

12   *Salfellner* (FN 2) 150 f.

13   *Salfellner* (FN 2) 171; NFP, 6.10.1918, 11; Pester Lloyd, 4.2.1920, 7.

14   AZ, 6.10.1918, 7; NWT, 6.10.1918, 12.

15   *Salfellner* (FN 2) 21 ff, 172 f.

16   *Hörzer* (FN 6) 74.

17   *Böhm* (FN 6) 1975; *Ortner*, Über die herrschende Grippe-Epidemie (nach eigenen Erfahrungen), WMW Nr. 45/1918, 1975; *Salfellner* (FN 2) 25, 177.

20.000 Menschen,[18] möglicherweise sogar doppelt so viele.[19] Weltweit waren es nach Schätzungen der WHO zwischen 20 und 50 Millionen,[20] jedenfalls deutlich mehr, als im Ersten Weltkrieg umgekommen sind. Der Erste Weltkrieg erklärt auch, warum die Spanische Grippe in Österreich ganz anders gehandhabt wurde als die Corona-Pandemie. Allem voran war der Staat damals kaum mehr handlungsfähig, weil er durch eine politische Wendezeit wankte: In der ersten Welle war er im Krieg verfangen, in der zweiten Welle zerbrach die Monarchie, in der dritten und vierten Welle versuchte der Kleinstaat (Deutsch-)Österreich, sich aus den Trümmern der Monarchie aufzurichten. Zugleich traf die Spanische Grippe auf eine leidgeprüfte Bevölkerung: Nach vier Jahren Krieg war sie entkräftet, verarmt, abgehärtet und an den Tod gewöhnt. Der Krieg hatte zudem die staatliche Gesundheitsversorgung weit hinter

das Vorkriegsniveau zurückgeworfen, nicht zuletzt, weil viele Ärzte gefallen oder zumindest eingezogen waren.[21] Die Volkswirtschaft lag ohnedies darnieder.

Angesichts dieser Lage wundert man sich fast, dass der Kaiser am Pandemiebeginn noch ein markantes Zeichen setzte. Am 30. Juli 1918 ernannte er Iwan Horbaczewski zum Minister für Volksgesundheit, übrigens dem ersten in Europa, und betraute ihn u.a. mit der Bekämpfung übertragbarer Krankheiten[22] – eine Aufgabe, die nach dem Epidemiegesetz[23] bis dahin dem Innenminister oblag. Dieses Gesetz räumte (nun) dem Gesundheitsminister und den ihm unterstellten Behörden weitreichende Befugnisse ein, allerdings nur gegen Krankhei-

ten, die das Gesetz oder eine Verordnung für „anzeigepflichtig" erklärt hatte – für die Grippe galt das nicht. Das veranlasste den Reichsrat aber nicht etwa, den Katalog der anzeigepflichtigen Krankheiten zu erweitern oder ein eigenes Gesetz für die Spanische Grippe zu erlassen. Das Parlament blieb vielmehr bis zur vierten Welle völlig passiv.[24] Auch der Gesundheitsminister hielt es nach seinem Amtsantritt nicht für erforderlich, die Spanische Grippe für anzeigepflichtig zu erklären, sondern ging zuerst dem Gerücht nach, mit der „neuen" Krankheit sei die Lungenpest zurückgekehrt. Ein eigens in die Schweiz entsandter Bakteriologe konnte rasch beruhigen: Nicht die Pest grassiere, sondern eine katharische Infektion, mit allerdings ernsten Konsequenzen.[25] Da die erste Welle

---

[18] *Rosenfeld* (FN 3) 11, dessen Zahlen allerdings nur eine grobe und tendenziell zu niedrige Schätzung sein dürfte: *Hörzer* (FN 6) 101.

[19] *Pfoser/Weigl*, Die erste Stunde Null. Gründungsjahre der österreichischen Republik 1918-1922 (2017) 90.

[20] *WHO* (FN 2) 26.

[21] *Salfellner* (FN 2) 105, 181.

[22] Wiener Zeitung, 28.11.1917, 1; Gesetz vom 27. Juli 1918, womit anläßlich der Errichtung des Ministeriums für Volksgesundheit gesetzliche Bestimmungen über den Wirkungskreis einzelner Ministerien abgeändert werden, RGBl 1918/277; Kundmachung des Gesamtministeriums vom 8. August 1918, betreffend die Errichtung des Ministeriums für Volksgesundheit, RGBl 1918/297; *Salfellner* (FN 2) 77.

[23] Gesetz vom 14. April 1913, betreffend die Verhütung und Übertragung übertragbarer Krankheiten, RGBl 1913/67.

[24] Erst während der vierten Welle wurde das Epidemiegesetz geringfügig novelliert: Gesetz vom 17. Februar 1920, betreffend Änderung des Gesetzes über die Verhütung und Bekämpfung übertragbarer Krankheiten (Epidemiegesetznovelle), StGBl 1920/83.

[25] Darüber berichtete der Minister später aufgrund einer parlamentarischen Anfrage im Abgeordnetenhaus: StenProtAH 22. Session, 89. Sitzung am 9. Oktober 1918, 4534; Neues Wiener Journal (NWJ), 10.10.1918, 4; siehe auch *Salfellner* (FN 2) 125 f.

bald wieder abflaute, unternahm der Gesundheitsminister vorerst nichts.[26] Als die Spanische Grippe im September 1918 in voller Wucht wiederkehrte, regte das Wiener Gesundheitsamt an, der Minister möge diese Seuche doch zumindest in Wien für anzeigepflichtig erklären.[27] Das hätte den Behörden zunächst einen Überblick über die Zahl der Erkrankten und Verstorbenen verschafft und sodann erlaubt, jene Maßnahmen zu setzen, die das Epidemiegesetz für anzeigepflichtige Krankheiten vorsah. Der Minister lehnte eine Anzeigepflicht für die Spanische Grippe jedoch ab, weil die Diagnose dieser Krankheit noch nicht einheitlich erfolge und die völlig überlasteten Ärzte auch keine Zeit hätten, jeden einzelnen Krankheits- und Sterbefall behördlich anzuzeigen.[28] Diese Einschätzung wurde nicht allseits geteilt, ein namhafter Arzt hielt etwa die „kleine Arbeit" der Anzeige für durchaus

zumutbar[29] – vielleicht wollte die Politik die Infektions- und Sterbezahlen gar nicht genau kennen, weil sich die Krankheit so besser herunterspielen ließ?[30] Die Gesundheitsbehörden mussten die Zahl der Grippetoten nun jedenfalls bei den Totenbeschauern eruieren; später wurden ihnen immerhin die schweren Fälle angezeigt,[31] im Übrigen tappten sie aber lange im Dunkeln,[32] denn erst in der vierten Welle wurde die Anzeigepflicht eingeführt.[33] Bis dahin versuchten der Minister und die lokalen Gesundheitsbehörden mehr schlecht als recht,[34] die Lücken des kollabierenden Gesundheitssystems zu stopfen, also die Ein-

ziehung von Ärzten und Apothekern zu verhindern,[35] Autos für ärztliche Hausbesuche zu organisieren,[36] Krankenbetten aufzustocken[37] und Medikamente zu beschaffen,[38] was bisweilen zu außenpolitischen Spannungen führte.[39] In das Infektionsgeschehen griffen die Behörden hingegen nur punktuell und zaghaft ein: Im Oktober 1918 wurden die Schulen geschlossen,[40] wohl zu spät, wie das

---

[26] *Salfellner* (FN 2) 77.

[27] NFP, 2.10.1918, 8.

[28] StenProtAH 22. Session, 89. Sitzung am 9. Oktober 1918, 4535; NFP, 18.10.1918, 8; NWB, 19.10.1918, 4.

---

[29] NWT, 17.10.1918, 9.

[30] Das geschah gerade für Wien immer wieder, siehe *Hörzer* (FN 6) 77, 80, 90.

[31] *Schausberger* (FN 6) 15.

[32] Der Leiter des Wiener Gesundheitsamtes beklagt dies mehrfach: MNWJ, 10.10.1918, 3; NFP, 20.10.1918, 8; ebenso der Wiener Bürgermeister NWT, 10.10.1918, 8.

[33] Vollzugsanweisung des Staatsamtes für soziale Verwaltung (Volksgesundheitsamt) vom 28. Jänner 1920, betreffend die Anzeigepflicht der Grippe (Influenza), StGBl 1920/36.

[34] Siehe dazu die parlamentarische Anfrage des Abgeordneten Reizes an den Gesundheitsminister: StenProtAH 22. Session, 88. Sitzung am 8. Oktober 1918, 4445; NWT, 9.10.1918, 11.

---

[35] StenProtAH 22. Session, 89. Sitzung am 9. Oktober 1918, 4534 f; NWJ, 10.10.1918, 4; NWT, 10.10.1918, 8; NWB, 19.10.1918, 4; siehe auch *Hörzer* (FN 6) 85 ff.

[36] RP 7.10.1918, 5; NWB, 19.10.1918, 4; NFP, 20.10.1918, 8; siehe auch *Hörzer* (FN 6) 89, 91; *Salfellner* (FN 2) 106 f.

[37] NWB, 9.10.1918, 4; NWT, 10.10.1918, 8; AZ, 12.10.1918, 6; NWB, 19.10.1918, 4; NFP, 20.10.1918, 8; NFP, 17.2.1920, 8.

[38] NWB, 9.10.1918, 4; NWJ, 10.10.1918, 4; NWT, 10.10.1918, 8; siehe auch *Hörzer* (FN 6) 84 ff.

[39] So berichtet der Leiter des Wiener Gesundheitsamtes, dass Deutschland früher mehr Medikamente geliefert habe, aber verstimmt sei, weil Österreich eingeführte Medikamente in der Folge als Exportartikel verwendet habe (MNWJ, 10.10.1918, 3).

[40] Anfang Oktober wurden nur betroffene Klassen geschlossen (NFP, 2.10.1918, 8), wenig später aber alle Schulen in Niederösterreich bis 20. Oktober (RP 7.10.1918, 5; NWT, 10.10.1918, 8; NWJ, 10.10.1918, 4). In

Wiener Gesundheitsamt meinte,[41] denn die Spanische Grippe befiel auch Kinder,[42] die an dieser Krankheit nicht selten starben.[43] Gegen die Schließung von Kindergärten und Horten gab es Bedenken, weil man davon zu große soziale Probleme erwartete; insoweit wurde nur empfohlen, fiebernde und hustende Kinder nach Hause zu schicken.[44] Zögerlich verfuhren die Behörden auch mit Theatern und Kinos. Am 9. Oktober lehnte der Minister ihre Schließung noch strikt ab: Sie könne

die Infektionszahlen nicht senken, solange es Menschenansammlungen im alltäglichen Verkehr – in der Straßenbahn, Eisenbahn oder beim Einkauf von Lebensmitteln – gibt; ihn auszuschalten, sei aber undenkbar.[45] Am selben Tag betonte Oberbezirksarzt Hasterlik, dass Kinos und Theater, anders als Schulen, von Erwachsenen freiwillig besucht werden, die das gesundheitliche Risiko folglich selbst zu erwägen hätten.[46] Der niederösterreichische Landessanitätsrat schlug hingegen vor, Kinos und Theater zu sperren, zweifelte aber an der rechtlichen Umsetzbarkeit einer solchen Maßnahme.[47] Sechs Tage später untersagten die Behörden bereits Jugendvorstellungen in Kinos.[48] Nach eindringlichen Warnungen von ärztlicher Seite[49] wurden kurz später alle Veranstaltungslokale in Wien geschlossen – aber nur für wenige Tage und Theater und Konzertsäle wegen des Kartenvorverkaufs einen Tag später als die anderen

Veranstaltungslokale.[50] Diese „allgemeine Vergnügungssperre" kritisierte die Presse beißend mit Grillparzer: „Auf halben Wegen und zu halber Tat, mit halben Mitteln zauderhaft zu streben. [...] Ärzte und Bakteriologen [...] scheinen der übrigens auch dem Laien einleuchtenden Ansicht zu sein, daß die Grippebazillen, die sich noch immer eines beneidenswerten Inkognitos erfreuen, ihre Maskenredoute nicht ausschließlich im Theater und im Kino veranstalten, daß ihnen die überfüllte Straßenbahn, ja sogar irgendein schlichtes Lokal, in dem die Leute sich dicht aneinander-

---

der Folge wurden die Schließungen in Wien bis 5. November verlängert, im übrigen Niederösterreich den Schulleitungen überlassen (NWB, 19.10.1918, 4). Schulschließungen gab es ebenso und zum Teil schon früher in der Provinz, siehe z. B. für Salzburg *Schausberger* (FN 6) 40; für die Steiermark NWJ, 10.10.1918, 4; Grazer Tagblatt 26.10.1918; *Hörzer* (FN 6) 94 ff; für Tirol NWB, 19.10.1918, 4; für Vorarlberg Neues Wiener Abendblatt (NWA), 3.10.1918, 5.

41 NWJ, 10.10.1918, 3; gefordert wurden sofortige Schulschließungen schon Anfang Oktober: NWA, 2.10.1918, 3; NWT, 4.10.1918, 11.

42 *Salfellner* (FN 2) 25, 177.

43 Siehe etwa NWB, 19.10.1918, 4; *Rosenfeld* (FN 3) 39; dabei war die Mortalität bei älteren Kindern höher: *Knöpfelmacher*, Beobachtungen über die Influenzapandemie an Kindern, WMW Nr. 45 / 1918, 1979.

44 AZ, 12.10.1918, 6.

45 StenProtAH 22. Session, 89. Sitzung am 9. Oktober 1918, 4535; NWJ, 10.10.1918, 4.

46 NWT, 9.10.1918, 10.

47 NWB, 9.10.1918, 4.

48 NWT, 15.10.1918, 9.

49 NWT, 17.10.1918, 9.

50 NWT, 20.10.1918, 9; NFP, 20.10.1918, 8. Von Beratungen, diese Vergnügungsstätten zu schließen, wird bereits am 6. Oktober berichtet (AZ, 6.10.1918, 7). Am 21.10.1918 wurden auch die Vorstellungen der beiden Hoftheater eingestellt (NWT, 21.10.1918, 3); kurz darauf zudem Musikveranstaltungen in Gastlokalen und Pferderennen (NFP, 26.10.1918, 8). Anfang November wurde die Kultur wieder geöffnet (NFP, 31.10.1918, 10; NFP, 1.10.1918, 12). In Graz wurden die Kinos schon am 10. Oktober geschlossen (NWJ, 10.10.1918, 4), was die Kinobetreiber als Zurücksetzung gegenüber den Theatern kritisierten, während sich ein Kapfenberger Unternehmer darüber beschwerte, dass viele seiner Arbeiter erkrankt seien, weil die Kinos dort noch nicht geschlossen seien; später wurden in Kinos und Theatern die Vorstellungen reduziert und Kindervorstellungen untersagt: *Hörzer* (FN 6) 96 ff.

gepreßt um ein Lebensmittel drängen, ebenso lieb und sympathisch ist. Auch wird der Zweifel laut, ob diese Sperrungsidee am Ende nicht einen jener ausgezeichneten Einfälle bedeutet, um den unser altes Österreich [...] regelmäßig zu spät kam. [...] Genau genommen, bedeutet die statthalterische Fürsorgeaktion kaum etwas anderes als eine Zeiserlwagenfahrt in den Vormärz".[51]

Weiteren Anlass für derartige Kritik lieferten die Behörden nicht, weil sie praktisch nichts mehr unternahmen. Zwar mussten viele Betriebe faktisch schließen, nachdem die Spanische Grippe ihre Belegschaft lahmgelegt hatte.[52] Behördlich wurde der Handel aber nicht untersagt, weil man die sozialen und wirtschaftlichen Risiken solcher Schließungen für bedeutend höher hielt als ihren Nutzen. Gleiches galt für die Gastronomie,[53] die nur verpflichtet wurde, ihre Lokale regelmäßig zu lüften.[54]

Auch Freizügigkeitsbeschränkungen verhängten die Behörden praktisch nicht: Die Staatsgrenzen wurden im Krieg naturgemäß überschritten, und nach dem Krieg wurden sie schon deshalb nicht gesperrt, weil die österreichischen Soldaten von der Front zurückkehrten – oft genug begleitet von der Spanischen Grippe.[55] Innerstaatliche Reisen waren faktisch erschwert: Viele Zugverbindungen fielen aus, weil das Bahnpersonal erkrankt war;[56] verkehrte die Eisenbahn doch, wurde sie oft nicht beheizt,[57] sodass das Reisen „zur Angelegenheit der wirklichsten Notwendigkeit" wurde: „jeder sehe dazu, wie er das Reisen vermeiden kann".[58] Behördliche Reiseverbote waren in

dieser Lage wohl gar nicht mehr erforderlich. Die Isolierung erkrankter Menschen wäre hingegen dringend notwendig gewesen; die Behörden hielten sie aber für aussichtslos, weil es bereits zu viele Infizierte gab, die zudem schon ansteckend waren, bevor sie um ihre Infektion wussten.[59] So riefen die Behörden Erkrankte nur auf, sich aus dem Verkehr zu ziehen, und Gesunden war geraten, sich von Kranken fern zu halten.[60] Auch sonst beschränkten sich die Behörden 1918 auf unverbindliche „Maßregeln" zum Selbstschutz, die recht vertraut klingen, so etwa: Man achte auf Hygiene,[61] meide Menschenansammlungen, insbesondere in geschlossenen Räumen,[62] lüfte das Büro,[63] halte

---

[51] NFP, 20.10.1918, 7.

[52] Salfellner (FN 2) 101.

[53] NWJ, 10.10.1918, 4.

[54] Verordnung des k.k. Statthalters im Erzherzogtume Österreich unter der Enns vom 19. Oktober 1918, Z Ia-1454, betreffend Maßnahmen zur Eindämmung der Verbreitung

der Grippe, Landes-Gesetz- und Verordnungsblatt für das Erzherzogtum Österreich unter der Enns LIII. 1918/219; NFP, 20.10.1918, 8.

[55] Z. B. NWT, 8.11.1918, 3. Eine lokale Sperre zwischen Vorarlberg und der (von der Grippe stark betroffenen) Schweiz wurde aus wirtschaftlichen Gründen rasch wieder aufgehoben: Vorarlberger Volksblatt, 15.9.1918, 3.

[56] MNWJ, 10.10.1918, 3; NWJ, 10.10.1918, 4; Wiener Allgemeine Zeitung (WAZ), 11.10.1918, 3.

[57] WAZ, 11.10.1918, 3.

[58] WAZ, 11.10.1918, 3; siehe schon zuvor NWT, 1.10.1918, 9, wo vom Reisen dringend abgeraten wird.

[59] NFP, 2.10.1918, 8; AZ, 6.10.1918, 7; MNWJ, 25.2.1920, 2; AZ, 5.3.1920, 5.

[60] AZ, 6.10.1918, 7; NWT, 6.10.1918, 12; RP 7.10.1918, 5; NWB, 8.10.1918, 4; MNWJ, 10.10.1918, 3, Gebot 9; AZ, 12.10.1918, 6.

[61] MNWJ, 10.10.1918, 3, Gebot 1 (gurgeln am Morgen), Gebot 4 (mittags Hände waschen, Mund ausspülen, kein fremdes Geschirr und Besteck verwenden), Gebot 10 (vor dem Schlafengehen waschen, Mund ausspülen, gurgeln); NWB, 19.10.1918, 4.

[62] NFP, 2.10.1918, 8; MNWJ, 10.10.1918, 3, Gebot 6 und 8; NWB, 19.10.1918, 4.

[63] NFP, 2.10.1918, 8; MNWJ, 10.10.1918, 3, Gebot 3.

---

in der Straßenbahn ein Taschentuch vor den Mund,[64] lasse sich nicht anhusten, schließe den Mund und (auch ein allgemeiner Rat) man wende sich von Menschen ab, die erregt schreien.[65] Empfohlen wurde 1918 aber auch, was im Frühjahr 2020 nur widerwillig zugestanden wurde: Man bewege sich genug an der frischen Luft und tanke Sonne.[66]

Die Menschen reagierten auf diese Maßregeln und die Pandemie sehr unterschiedlich: Zunächst kursierten die wildesten Spekulationen über die Herkunft der Seuche;[67] zum Teil herrschte auch große Angst, die selbst durch Fakten nicht zu nehmen war. So hielt sich das Gerücht von der Lungenpest hartnäckig, obwohl Behörden und Experten es mehr-

fach dementierten.[68] Noch in der vierten Welle wiesen die Behörden zudem die kolportierten Zahlen der Grippekranken als völlig übertrieben zurück.[69] Neben Sorge gab es aber auch große Sorglosigkeit: Selbst in der zweiten Welle wird beklagt, dass die Menschen die Maßregeln zum Selbstschutz überhaupt nicht beachten;[70] sogar der Oberstadtphysicus von Wien ging trotz Grippe ins Büro, um „seinen vermehrten Dienstpflichten nachzukommen", wie die Presse ehrfürchtig berichtet.[71] In der vierten Welle ist in Zeitungen gar von Faschingsfesten zu lesen, bei denen alle Hygieneregeln in den Wind geschlagen werden, und von „Tanzepidemien", die die Infektionszahlen hochtreiben.[72] Zum Teil scheiterte die Befolgung der Maßregeln aber

auch an der Armut der Menschen:[73] Das Abstandsgebot war etwa für viele nicht durchzuhalten, weil sie, um zuhause Kohle zu sparen, Gastlokale aufsuchten; da auch die Gaststuben nur spärlich beheizt waren, saßen die Menschen dort dicht gedrängt und bei schlechter Belüftung zusammen.[74] Ähnlich wirkten sich die Schulschließungen auf Kinder armer Leute aus: Sie hielten es in den kalten Wohnungen nicht aus und suchten Zuflucht in Wärmestuben und sozialen Einrichtungen, wo ihre Gesundheit erst recht gefährdet war.[75]

Der Umgang mit der Spanischen Grippe zeigt teils vertraute Probleme der Pandemiebekämpfung: eine Politik, die Maßnahmen zuerst ablehnt, um sie wenig später doch zu setzen; eine Öffentlichkeit, die Maßnahmen im selben Atemzug als Bevormundung und als zu spät ge-

---

64 Gesichtsmasken haben sich in Österreich hingegen nicht durchgesetzt, obwohl die Zeitungen immer wieder berichteten, dass solche Masken in anderen Ländern mit Erfolg eingesetzt wurden, etwa in Skandinavien (Fremden-Blatt, 13.8.1918, 7) oder in der Schweiz (WAZ, 28.9.1918, 7); anders in den USA, wo Schutzmasken im öffentlichen Raum verpflichtend zu tragen waren: *Salfellner* (FN 2) 33.

65 MNWJ, 10.10.1918, 3, Gebot 2.

66 MNWJ, 10.10.1918, 3, Gebot 5.

67 Näher *Hörzer* (FN 6) 66 ff.

---

68 AZ, 6.10.1918, 7; NWT, 6.10.1918, 12 f; NWB, 8.10.1918, 4; AZ, 12.10.1918, 6; NWB, 19.10.1918, 4; *Hörzer* (FN 6) 68 ff; *Salfellner* (FN 2) 126 f.

69 AZ, 17.2.1920, 6; AZ, 5.3.1920, 5.

70 MNWJ, 10.10.1918, 3.

71 NWT, 9.10.1918, 10. Drei Tage zuvor hatte dasselbe Blatt noch amtliche Maßregeln unter der Überschrift „Selbstschutz – Zu Hause bleiben!" publiziert (NWT, 6.10.1918, 12).

72 MNWJ, 25.2.1920, 3.

---

73 Ironisch verarbeitet im Grazer Tagblatt, 16.10.1918, 7, das einen Herrn einer Dame lauter gute Ratschläge gegen die Grippe geben und sie am Ende sagen lässt: „'Danke Ihnen schönstens' gab ich zur Antwort und rechnete dabei aus, dass der gewiegteste Detektiv eigentlich billiger kommt als solch ein Selbstschutz."

74 MNWJ, 25.2.1920, 2.

75 *Salfellner* (FN 2) 103.

setzt kritisiert; Maßnahmen, die in sich nicht konsistent sind; wilde Seuchengerüchte, gegen die Fakten nicht ankommen; eine Bevölkerung, die zwischen Angst und Sorglosigkeit schwankt, und schließlich die besondere Härte, mit der die Pandemie Arme trifft. Zugleich zeigen sich aber auch markante Unterschiede: Während man heute versucht, das Infektionsgeschehen mit verschiedensten Zwangsmaßnahmen zu steuern, hielt sich der Staat bei der Spanischen Grippe mit Verboten zurück, nicht zuletzt, weil ihm die Mittel fehlten, um harte Maßnahmen abzufedern, aber auch um sie durchzusetzen. So trat er nicht primär befehlend und strafend auf, sondern empfehlend, warnend und bisweilen auch beschwichtigend. Entsprechend unterschiedlich reagierten auch die Medien: Informieren sie heute pausenlos und prioritär über Corona, so berichteten sie über die Spanische Grippe eher beiläufig und nie am Titelblatt. Denn die Seuche war damals – neuerlich anders als heute – nicht das zentrale Ereignis, das die Welt in Atem hielt. Sie war ein Übel von vielen und jedenfalls in Österreich überschattet von der politischen Wende, durch die das Land taumelte.

So schob man die Seuche auch beiseite, als im Herbst 1918 die Monarchie zerbrach: Am 21. Oktober, also mitten in der zweiten Welle, traten die Reichstagsabgeordneten der deutschen Gebiete der Monarchie zusammen und konstituierten sich als „provisorische Nationalversammlung des selbständigen deutschösterreichischen Staates". Als dann am 12. November 1918 die Erste Republik ausgerufen wurde, strömten über hunderttausend Menschen zum Parlamentsgebäude, um diesen historischen Moment mitzuerleben. Beide Ereignisse sind durch Bilder eindrucksvoll dokumentiert:[76] Auf dem einen sieht man im Sitzungszimmer des damaligen Niederösterreichischen Landhauses 208 Reichstagsabgeordnete, allesamt in dunklem Anzug und mit ernster Miene, dicht nebeneinander sitzen und hinter ihnen eine prall gefüllte Zuschauergalerie; das zweite Bild zeigt die Ringstraße vor dem Parlamentsgebäude, berstend voll mit Menschen

---

76 Zu sehen z. B. unter https://news.orf.at/ vstories/dieunterschaetzterepublik. Zur Ikonographie der Gründung der Ersten Republik *Uhl*, die Republik, die nicht an einem Tag entstand, Die Presse, 10.11.2018.

– dass hier eine Pandemie umging, möchte man kaum glauben.

Sichtlich hatten die Menschen noch größere Sorgen: Nicht nur gezeichnet von der Krankheit, sondern vor allem vom verlorenen Krieg, von unzähligen Toten und Versehrten, von Hunger und Armut, gründeten sie einen Staat, den kaum jemand für überlebensfähig hielt. Die Hoffnung vieler, sich an Deutschland anschließen zu können, sollte sich bald zerschlagen. So blieb nichts anderes, als Österreich aus den Trümmern der Monarchie zu errichten, und zwar durchaus im wörtlichen Sinn: Man übernahm aus der Monarchie, was man brauchen konnte und was sich bewährt hatte – die mustergültigen Grundrechte und den fortschrittlichen Rechtsstaat, der durch die Verfassungsgerichtsbarkeit noch perfektioniert wurde. Zugleich war aber auch klar, dass das kleine Österreich nach dem Versagen der Monarchie nur eine Republik sein konnte. Feststand ebenso, dass Österreich eine Demokratie werden müsse, denn – wie Staatskanzler Renner am 12. November 1918 unter stürmischem Beifall formulierte – „unser Volk kann nur wiederhergestellt und unsere Volkswirtschaft aufgebaut werden, wenn alle Kräfte in freier Zusammenarbeit zusammengefasst werden. Die Bedingung dafür ist die volle Demokratie."[77] Da die zerfallende Monarchie wesentlich von den Ländern getragen war, sollte Österreich zudem ein Bundesstaat werden, den man „in das schon Bestehende und Bewährte gleichsam einzubauen"[78] versuchte. Aus diesen Elementen erarbeitete man zwischen Mai 1919 und September 1920, also nach der dritten und über die vierte Welle der Spanischen Grippe hinweg, eine neue Konstitution. Am 1. Oktober 1920 wurde schließlich das Bundes-Verfassungsgesetz (B-VG) beschlossen. 1925 und 1929 novelliert, 1934 außer Kraft gesetzt, seit 1945 wieder in Geltung, ist das B-VG heute – wider alle Erwartungen – die älteste republikanische Verfassung Europas. Die Spanische Grippe hat im B-VG 1920 erstaunlicherweise keinerlei Spuren hinterlassen, so wie sie anscheinend auch aus dem kollektiven Gedächtnis rasch verschwand. Doch just im 100. Jubiläumsjahr des B-VG sucht die Welt neuerlich eine Seuche heim. Sie trifft in Österreich auf einen ganz anders konstituierten Staat, aber auch auf eine völlig anders verfasste Bevölkerung: Sie ist nicht von einem verlorenen Krieg leidgeprüft, sondern lebt nach langen Jahren des Friedens im Wohlstand, erwartet vom Staat Schutz und besteht zugleich auf ihrer Freiheit. Zweifellos stellt die Corona-Pandemie unsere Verfassung vor eine weitere Bewährungsprobe. Das bildete den Anlass, mit Vertreterinnen und Vertretern der Staatsrechtslehre und der Rechtsphilosophie rechtsvergleichend zu diskutieren: Vor welche Herausforderungen stellt die Corona-Pandemie den demokratischen Rechtsstaat, aber auch den Bundesstaat in Deutschland, Österreich und in der Schweiz? Wie geht die Politik in den drei Staaten mit diesen Problemen um? Und (wie) bewähren sich unsere Verfassungen in dieser Krise?

---

[77] StenProtProvNV, 3. Sitzung am 12.11.1918, 65.

[78] So der Architekt des B-VG, *Kelsen*, Österreichisches Staatsrecht. Ein Grundriß entwicklungsgeschichtlich dargestellt (1923) 161.

BEGRÜSSUNG

OLIVER JENS SCHMITT

Herzlich willkommen zu einer Podiumsdiskussion der besonderen Art unter besonderen Bedingungen! Unser heutiges Thema „100 Jahre Bundesverfassung: Die Coronakrise als Jubiläumsgabe" erinnert an die Zeit um den 1. Oktober 1920, als in der tiefen politischen Krise nach dem Zusammenbruch der österreichisch-ungarischen Monarchie und der grassierenden Pandemie der Spanischen Grippe das Bundes-Verfassungsgesetz verabschiedet wurde. Das hundertjährige Jubiläum feiern wir mit einer Diskussion führender Vertreterinnen und Vertreter der Rechtswissenschaften. Das Thema ist von besonderer Bedeutung. Auch heute ist die Verfassung einem Stresstest ausgesetzt. Die Gesellschaft, aber auch die Institutionen des Staates leiden unter der Belastung durch eine Pandemie, aber auch an dem jüngst in Wien erfolgten Terroranschlag. In dieser Situation ist ein starker Verfassungsstaat wichtig. Ebenso wichtig ist das Verständnis für die Umstände, unter denen eine Verfassung entsteht, für die Prinzipien und Grundmechanismen, denen sie folgt.

Die Österreichische Akademie der Wissenschaften, die diese Veranstaltung durchführt, ist der größte außeruniversitäre Forschungsträger in Österreich. Sie ist gegliedert in drei Teile und betreibt 25 Forschungsinstitute. Verpflichtet einer von Neugier getriebenen Grundlagenforschung, widmet sie sich einem weiten wissenschaftlichen Spektrum von den Naturwissenschaften zu den Geistes-, Sozial- und Kulturwissenschaften. Ihre Gelehrtengesellschaft umfasst rund 760 Mitglieder aus aller Welt. Einige von ihnen werden an der heutigen Debatte teilnehmen. Als wesentliche Forschungsförderin bietet sie wichtige Unterstützungen für junge Wissenschaftlerinnen und Wissenschaftler an, insbesondere auf der Stufe von Doktorat und Postdoktorat.

Ich möchte nun die Teilnehmerinnen und Teilnehmer der heutigen Veranstaltung in alphabetischer Reihenfolge vorstellen.

Elisabeth Holzleithner, Universitätsprofessorin für Rechtsphilosophie und Legal Gender Studies in Wien, ist seit 2013 Disziplinaranwältin im Bundesministerium für Wissenschaft und Forschung und seit 2014 Vorständin des Instituts für Rechtsphilosophie, Religions- und Kulturrecht. Sie ist auch Vize-Studienprogrammleiterin und stellvertretende Doktoratsstudien-Programmleiterin der Rechtswissenschaftlichen Fakultät in Wien.

Clemens Jabloner bekleidete nach dem Studium der Rechtswissenschaften an der Universität Wien wichtige Funktionen in der Republik. Zwischen 1993 und 2013 war er Präsident des Verwaltungsgerichtshofes und von 1998 bis 2003 Vorsitzender der Historikerkommission der Republik Österreich. Als Mitglied des Österreich-Konvents

2003 bis 2005 erarbeitete er Vorschläge für eine grundlegende Staats- und Verfassungsreform. Bis 2019 hatte er die Hans Kelsen-Professur am Institut für Rechtsphilosophie der Universität Wien inne. 2018 diente er im Kabinett von Bundeskanzlerin Brigitte Bierlein als Bundesminister für Verfassung, Reformen, Deregulierung und Justiz und als Vizekanzler der Republik Österreich. Clemens Jabloner ist seit 2009 Ehrenmitglied der philosophisch-historischen Klasse der ÖAW.

Gertrude Lübbe-Wolff studierte Rechtswissenschaften in Bielefeld und Freiburg sowie an der Harvard Law School und habilitierte im Bereich Öffentliches Recht, Rechtsphilosophie und Verfassungsgeschichte der Neuzeit. Mehrere Jahre diente sie als Stadtverwaltungsdirektorin und Leiterin des Umweltamtes der Stadt Bielefeld. Seit 1992 hat sie den Lehrstuhl für Öffentliches Recht an der Universität Bielefeld inne. Von 2002 bis 2014 war sie Richterin des Bundesverfassungsgerichtes.

Felix Uhlmann ist Professor für Staats- und Verwaltungsrecht sowie Rechtsetzungslehre an der Universität Zürich. In dieser Funktion berät er das Gemeinwesen – Bund, Kantone und Gemeinden – in der Schweiz, aber auch Private in Fragen des Öffentlichen Rechts und ist auch als Gutachter tätig. Er führt Prozesse vor dem Bundesgericht, dem Bundesverwaltungsgericht und den kantonalen Verwaltungsgerichten.

Durch den heutigen Abend führen wird Sie Magdalena Pöschl, wirkliches Mitglied unserer Akademie und seit 2012 Professorin am Institut für Staats- und Verwaltungsrecht in Wien. Nach Studien in Innsbruck und Wien habilitierte sie 2004 in Innsbruck. Danach war sie Professorin für Öffentliches Recht in Salzburg und Graz, Mitglied der Bioethikkommission und Ersatzmitglied des Bundeskommunikationssenates.

Schließlich ist es mir eine besondere Freude, die amtierende Bundesministerin für Justiz, Dr. Alma Zadić, willkommen zu heißen, die sich in einer Videobotschaft mit Grußworten an uns wenden wird.

ALMA ZADIĆ

Das vergangene Jahr markierte das 100-jährige Jubiläum des Österreichischen Bundes-Verfassungsgesetzes. Damit können wir auf lange Erfahrung mit einer der ältesten noch in Geltung stehenden Verfassungen in Europa zurückblicken. Die Herausforderungen der letzten Jahre zeigten, wie es unser Bundespräsident so schön formuliert hat, die Eleganz unserer Verfassung. Die COVID-Pandemie versetzte ganz Österreich in eine Ausnahmesituation. Wir Politikerinnen und Politiker waren gefordert, rasch Lösungen unter Wahrung der demokratischen und rechtsstaatlichen Grundsätze zu finden. Zum Schutz der Gesundheit und des Lebens aller musste nicht nur in unsere täglichen Gewohnheiten eingegriffen werden, sondern auch in unsere Rechte. Dabei war es von größter Wichtigkeit, auch in dieser herausfordernden Situation unsere verfassungsrechtlich garantierten Grund- und Freiheitsrechte und das Prinzip der Verhältnismäßigkeit zu wahren und zu achten. Darüber hinaus konnten unter Einhaltung der demokratischen Grundsätze innerhalb kürzester Zeit neue Gesetze beschlossen werden. Gleichzeitig zeigte sich an der Rechtsprechung des Verfassungsgerichtshofes deutlich, wie effektiv die Kontrollmechanismen in unserer Verfassung funktionieren. Auch die rechtsstaatlichen Anforderungen an die obersten Organe des Bundes wurden keineswegs geschmälert. Einer der wesentlichen Aufgaben des Rechtsstaates, der nachgeordneten Prüfung des Gesetzes und des Verordnungsgebers durch ein unabhängiges Höchstgericht, kam der Verfassungsgerichtshof äußerst rasch nach. Es zeigte sich: Unsere Verfassung, unsere Demokratie und unser Rechtsstaat funktionieren auch in der Krise. Damit dieses Attest auch für die nächsten hundert Jahre gelten kann, müssen wir uns jeden Tag aufs Neue für den Rechtsstaat und unsere offene und demokratische Gesellschaft einsetzen. Im Zentrum des Rechtsstaates stehen die Grund- und Freiheitsrechte. Ich wünsche eine inspirierende Lektüre des vorliegenden Bandes. Möge uns die Österreichische Bundesverfassung auch die nächsten hundert Jahre so wichtige und zuverlässige Dienste leisten.

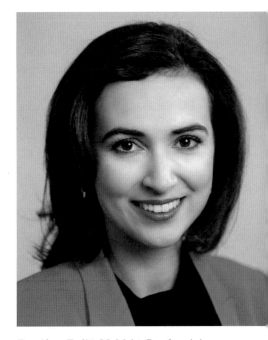

Dr. Alma Zadić, LL.M ist Bundesministerin für Justiz der Republik Österreich. Zuvor war sie als Abgeordnete zum österreichischen Nationalrat sowie als Rechtsanwältin in Wien tätig. Sie absolvierte das Doktoratsstudium der Rechtswissenschaften an der Universität Wien sowie ein Postgraduales Studium (LL.M.) an der Columbia University in New York, USA.

PODIUMS-DISKUSSION

MAGDALENA PÖSCHL

Als wir diese Veranstaltung konzipiert haben, dachten wir, dass wir den 100. Geburtstag unserer Verfassung in Ruhe und Würde begehen, die lange Zeit ihrer Geltung Revue passieren lassen, Lob aussprechen und über Verbesserungsmöglichkeiten diskutieren werden können. Doch 2020 ist zu einem Jahr der Heimsuchungen geworden. Österreich befindet sich im zweiten Lockdown, der – zumindest derzeit – noch sanfter ist als im Frühjahr, erneut ist aber der Ausgang beschränkt, nun allerdings nur in der Nacht. Das macht besonders Wien zu einer stillen Stadt, aus vielen Gründen, die schon angesprochen wurden. In der Tat ist es ein seltsamer Zufall, dass das Jubiläum unserer Verfassung mit einer Pandemie zusammentrifft. Denn unsere Verfassung ist 1920 auch vor dem Hintergrund einer gerade überstandenen Pandemie entstanden, der

sogenannten Spanischen Grippe. Das Bundes-Verfassungsgesetz (B-VG) wurde 1920 am 1. Oktober beschlossen, an dem regelmäßig Feiern zur Verfassung abgehalten werden. Weniger bekannt, aber ebenso wichtig ist, dass das B-VG am 10. November, also heute vor 100 Jahren in Kraft getreten ist. Das wollen wir zum Anlass nehmen, um gemeinsam mit einer Verfassungsjuristin aus Deutschland, einem Verfassungsjuristen aus der Schweiz und zwei Angehörigen der Wiener Rechtswissenschaftlichen Fakultät zu diskutieren, wie sich unsere Verfassungen in der Krise bewähren.

Herausforderungen gibt es wahrlich genug – zunächst für die Demokratie, denn in Krisen wechselt die Macht typischerweise, und so auch hier, von der Legislative auf die Exekutive. Sodann ist der Bundesstaat gefordert, weil keineswegs auf der Hand liegt, ob die Krisenbekämpfung besser auf Bundes- oder auf Landes-

ebene erfolgt; erörterungsbedürftig ist ebenso, wie diese beiden Ebenen miteinander kooperieren. Massiv betroffen sind durch die Coronakrise die Grundrechte, die gravierend beschränkt werden, und zwar durch Regelungen, die meist nur kurzfristig gelten. Das wirft wiederum Rechtsschutzprobleme auf: Wie sollen die Gerichte diese sich permanent ändernde Flut an Regelungen effektiv kontrollieren? Gerade am Boden der Akademie der Wissenschaften stellt sich weiters die Frage, wie der Staat das Expertenwissen generiert, das er zur Krisenbewältigung benötigt. Diskutabel ist schließlich, wie der Staat seine Entscheidungen den Bürgerinnen und Bürgern kommuniziert.

Über diese Themen wollen wir in den nächsten 90 Minuten sprechen – das ist kein ganz kleines Programm, deshalb komme ich gleich zur Sache. Felix Uhlmann sagt in seinem Statement auf unserem Programm: „Krisen sind Zeiten der Exekutive."

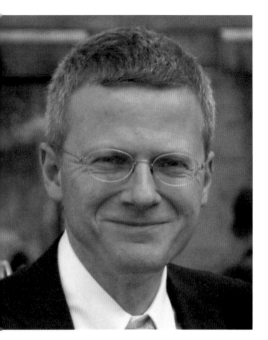

Felix Uhlmann ist Professor für Staats- und Verwaltungsrecht sowie Rechtsetzungslehre an der Universität Zürich und Advokat.

Tatsächlich wechselte die Macht in allen drei Staaten von der Legislative auf die Exekutive, am markantesten war dies in der Schweiz: Das Schweizer Parlament beendete im Frühjahr sogar von sich aus seine Session vorzeitig. Das veranlasste den Schweizer Bundesrat, also die Schweizer Regierung auf Bundesebene, gestützt auf die Verfassung, das Notverordnungsrecht für sich in Anspruch zu nehmen. In der Folge wurde das Parlament zwar wieder aktiv und erließ das COVID-19-Gesetz; dieses Gesetz übertrug aber dem Bundesrat neuerlich weitreichende Regelungsbefugnisse. Und all das in der demokratieliebenden Schweiz! Felix Uhlmann, wie haben die Eidgenossen das aufgenommen? Und wie beurteilen Sie als Staatsrechtslehrer diese Situation demokratiepolitisch?

FELIX UHLMANN

Es trifft zu, dass in der Schweiz die Exekutive wesentliche Befugnisse an sich zog, wie in der Verfassung vorgesehen. Es werden dafür weder ein Ermächtigungsbeschluss noch eine rasch folgende Genehmigung durch die Legislative benötigt. Der Bundesrat, die Exekutive, entscheidet, ob die Voraussetzungen für eine außerordentliche Lage gegeben sind, und trifft dann entsprechende Maßnahmen. Kritische Stimmen wurden laut. Die Reichweite der Kompetenzen aus der Bundesverfassung ist nicht unumstritten. Die Sofortmaßnahmen im Bereich der Gesundheitsvorsorge blieben unangefochten, anders war es bei Maßnahmen im Bereich der sozialen und wirtschaftlichen Hilfe. Dort sind die Voraussetzungen der Bundesverfassung weniger klar. Die Möglichkeiten innerhalb der geltenden Regelungen wurden von der Exekutive wohl ausgereizt. Dies wurde begünstigt durch die Selbstauflösung des Parlamentes, welches sich früh aus dem Spiel nahm. Von der Staatsrechtslehre wurde dies zu Recht kritisiert. Sehr kurzfristige Maßnahmen können zwar am besten von der Exekutive durchgesetzt werden. Für die mittelfristige Krisenbewältigung hat das Parlament jedoch eine sehr wichtige Aufgabe. In der ersten Phase kam die Schweiz recht gut durch die Krise. Auch deshalb blieben die kritischen Stimmen eher ruhig. Die zweite Phase war etwas problematischer.

MAGDALENA PÖSCHL

Die Akzeptanz in der Bevölkerung korreliert also offenbar mit der Dramatik der Situation und dem Erfolg der Maßnahmen. Wechselt die Macht auf die Exekutive, gehen freilich im Entscheidungsprozess typisch demokratische Qualitäten verloren: das institutionalisierte Gegenargument in Gestalt der Opposition, die Öffentlichkeit der Debatte, und die Perspektivenvielfalt, die sich daraus ergibt. Elisabeth Holzleithner, ist das eigentlich ein Schaden? Gelegentlich wird gesagt, der Widerstand gegen die Corona-Maßnahmen sei auch deshalb so irrational und zum Teil so aggressiv geworden, weil Gegenmeinungen in den letzten Monaten zu wenig öffentlichen Raum bekommen haben. Stimmt das, und wie lange hält eine Demokratie die Machtverschiebung auf die Exekutive aus?

ELISABETH HOLZLEITHNER

Das ist eine sehr herausfordernde Frage. Ich würde ganz gerne ein wenig ausholen und zwischen der normativen und der faktischen Dimension unterscheiden. Die normative Dimension betrifft die Frage nach der Legitimation. Unsere Demokratie lebt vom pluralistischen Diskurs, von der harten Auseinandersetzung, vom Ringen um das bessere Argument und die darauf im Idealfall beruhenden besseren Maßnahmen. Die Einbeziehung von Gegenpositionen eröffnet die Möglichkeit, dass dann auch wirklich das bessere Argument sich durchsetzt, obwohl ja in der Legislative dann letztlich abgestimmt wird und es keine letztgültigen Kriterien gibt, um das bessere Argument daran zu messen. Aber jedenfalls geht dem ein offener Diskussionsprozess voraus, und das hat auch legitimatorische Kraft. Deswegen ist in solch einer Krisensituation die Einbindung der Legislative so wichtig, zumindest mittelfristig.

Aber besonders spannend finde ich in dem Zusammenhang die faktische Dimension. Wie lange eine Demokratie das aushält, hängt nicht primär davon ab, ob die Maßnahmen von der Legislative oder von der Exekutive getroffen worden sind. Sondern es kommt darauf an, wie einschneidend sie sind und welche Opfer sie denen abverlangen, die ja sehr unterschiedlich davon betroffen sind. Es hängt auch davon ab, wie empfänglich Menschen für jene Argumente

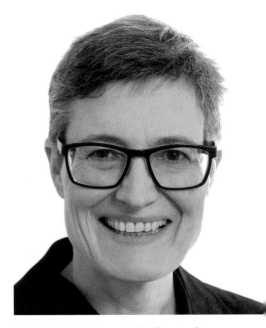

Elisabeth Holzleithner ist Professorin für Rechtsphilosophie und Legal Gender Studies an der Universität Wien.

sind, die den Maßnahmen zugrunde liegen. Da geht es zum Beispiel um bestimmte Einschätzungen vom Verlauf der Pandemie, der ja typischerweise exponentiell ist. Das erscheint sehr abstrakt, zumal am Beginn eines solchen Geschehens kann man sich das nicht gut vorstellen. Über die sozialen Medien verbreitete Verschwörungstheorien und eine in Teilen ausgesprochene Feindseligkeit gegenüber der Wissenschaft tun das ihre. Das Ganze paart sich dann gar nicht selten mit einem rücksichtslosen Verständnis von individueller Freiheit. Der daraus resultierende Widerstand gegen die Maßnahmen wird besonders lautstark und aggressiv zum Ausdruck gebracht.

Vertretern und Vertreterinnen solcher Positionen wird es kaum genügen, in der Legislative Gehör zu finden. Deren befriedende Kraft ist limitiert. Dieser Befund gilt auch für die Medien, deren rationale, wissenschaftsaffine Positionen häufig als Fake-News denunziert werden. Wenn solche Verständnisse nicht wie durch ein Megafon verstärkt werden, dann könnte man das letztlich sogar für einen Vorteil halten. Allerdings hängt das natürlich ganz stark von den handelnden Personen ab. Was passiert, wenn die Spitze der Exeku-

tive als Verstärker für solche wissenschaftsfeindliche und rücksichtslose Positionen fungiert, das haben wir ja in den USA gesehen. Also es braucht immer auch ein Stückchen Fortune in dem Kontext.

MAGDALENA PÖSCHL

Die Demokratie hält das also aus, und die Proteste, die wir jetzt sehen, hätte man auch durch parlamentarische Diskussionen nicht auffangen können. Gertrude Lübbe-Wolff, in Deutschland verlief der Wechsel von der Legislative auf die Exekutive weniger spektakulär als in der Schweiz: Die Legislative hat das bereits bestehende Infektionsschutzgesetz des Bundes nachgeschärft und die Exekutive in größerem Umfang ermächtigt, Maßnahmen zur Pandemiebekämpfung zu ergreifen. Dennoch hat die deutsche Bundeskanzlerin diese Krise als „demokratische Zumutung" bezeichnet. Warum wir der Demokratie diese Machtverschiebung zumuten, liegt auf der Hand: Die Exekutive soll schnell und schlagkräftig auf die Krise reagieren können. Dass das Parlament dabei kaum mehr beteiligt ist, beeinträchtigt die Akzeptanz der Regelungen noch

nicht, sagt Elisabeth Holzleithner. Aber vielleicht leidet die Qualität von Regelungen, die keinen parlamentarischen Prozess durchlaufen. Das führt mich zu zwei Fragen: Hat sich die Hoffnung erfüllt, dass die Exekutive schnell und entschlossen gegen die Pandemie vorgeht? Und wenn ja: Bezahlen wir das mit Qualitätsverlusten bei den Normen, die weniger gut durchdacht sind, über das Ziel hinausschießen und dann vielleicht aus diesem Grund nicht akzeptiert werden?

GERTRUDE LÜBBE-WOLFF

Der Zeitgewinn bei uns durch die Verlagerung von Kompetenzen auf die Exekutive ist teilweise dadurch ein bisschen aufgefressen worden, dass man sich sehr stark bemüht hat, auch zwischen Bund und Ländern eine gewisse Koordination herzustellen. Das heißt, es hat nicht jede Regierung einfach losgeschossen mit ihren eigenen Maßnahmen, sondern man hat versucht, sich zumindest im Groben abzustimmen. Das hatte den Vorteil, dass in die Entscheidungsprozesse eine gewisse Vielstimmigkeit eingeflossen ist. Denn die Länder hatten durchaus unterschiedliche

Meinungen. Und ich habe den Eindruck, dass das der Diskussion auch gutgetan hat, wie es eben jeder politischen Entscheidung guttut, wenn im Verfahren Gegenmeinungen formuliert werden können und noch bevor entschieden wird, die Entscheider sich in irgendeiner Form rechtfertigen müssen. Dieses kontroverse Verhandeln war also sicher sachdienlich, auch wenn das nicht immer in aller Öffentlichkeit geschehen ist. Es gab auch eine intensive öffentliche Diskussion. Das tut der Demokratie gut. Natürlich ist es trotzdem nicht dasselbe, wie wenn auch im Parlament diskutiert und dort dann auch entschieden wird. Inzwischen ist man auch in Deutschland zu der Meinung gekommen, man muss nicht unbedingt die Regelungen selber, die unmittelbar den Bürger einschränken, stärker vom Parlament treffen lassen, aber doch klarere gesetzliche Rahmenbedingungen setzen, welche Formen von Einschränkungen überhaupt möglich sind, und auch gewisse Schwellen, ab wann das einsetzen kann, zu definieren versuchen. Über einen entsprechenden Entwurf der Änderung des Infektionsschutzgesetzes wird gerade diskutiert. Die legistische Qualität – ich bin nicht sicher, ob die gerade darunter gelitten

hat, dass man überwiegend mit Verordnungen gearbeitet und es an einer parlamentarischen Diskussion und den üblichen mit einer Gesetzgebung verbundenen Verfahren gefehlt hat. Das wird wohl auch eine Rolle gespielt haben. Aber ich denke, der Zeitfaktor ist vielleicht das größere Problem. Es fällt ins Auge, wenn man die Länderverordnungen liest, dass es da erhebliche normierungstechnische Schwächen gibt. Die Akzeptanz hat aber nicht so sehr unter diesen Schwächen gelitten – der Bürger liest ja in der Regel nicht die Normtexte – sondern eher unter der Uneinheitlichkeit der Regelungen, die dann trotz der Koordinationsbemühungen doch noch von Land zu Land teilweise herrschte.

MAGDALENA PÖSCHL

Die Diversität, die Perspektiven-Vielfalt, die beim Wechsel an die Exekutive prima vista verloren geht, kann also in der Exekutive wieder aufgefangen werden, wenn Bund und Länder beteiligt sind. Denn es kommt ja auch dort zu einem Austausch von Argumenten und Gegenargumenten. Das kann freilich auch im Geheimen geschehen, anders als im Parlament,

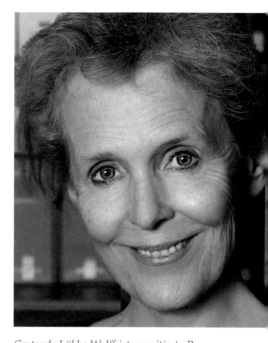

Gertrude Lübbe-Wolff ist emeritierte Professorin für öffentliches Recht an der Universität Bielefeld. Von 2002 bis 2014 war Lübbe-Wolff Richterin des deutschen Bundesverfassungsgerichts.

wo offen gestritten wird. Muss die Öffentlichkeit sehen, dass um Regelungen gerungen und gestritten wird oder genügt es, dass der Abtausch der Argumente hinter verschlossenen Türen stattfindet? Ist das für die Akzeptanz von Regelungen bedeutsam?

GERTRUDE LÜBBE-WOLFF

Also ich denke, das ist wichtig. Diskussion im Parlament ist sichtbarer als Diskussion innerhalb der Exekutive. Aber es ist über die Medien dann doch auch sehr viel kommuniziert worden und bei den Bürgern angekommen, dass man sich unter vielen Ungewissheiten bewegt, und dass man zu vielen Fragen unterschiedliche Meinungen diskutablerweise haben kann. Wie weit das zur Akzeptanz beiträgt, ist sicher ein Stück weit auch eine Bildungsfrage: Ob man unter diesen Umständen bereit ist, mitzugehen, oder sich nur gut fühlt, wenn man den Eindruck hat, da gibt es irgendwelche Leute, die wissen Bescheid. Auch die Wissenschaftskommunikation ist bei uns so gelaufen, dass die Ungewissheiten deutlich gemacht wurden. Es gab die bekannten Podcasts des Berliner Virologen Drosten, der sehr schön immer deutlich gemacht hat: Was weiß man, was weiß man nicht, was ist sicher, was ist nicht sicher, was kann der Virologe sagen, was sind die Prioritätensetzungen, die trotzdem von Seiten der Politik erfolgen müssen. Also da gab es gute Kommunikation, die auch in anderen Medien fortgesetzt worden ist.

MAGDALENA PÖSCHL

In Österreich vollzog sich der Machtwechsel ähnlich wie in Deutschland. Die Legislative hat allerdings nicht das bestehende Epidemiegesetz nachgeschärft, sondern ein neues Gesetz erlassen, und zwar in nur zwei Tagen – schneller als je zuvor in der Zweiten Republik. Auf der Grundlage dieses Gesetzes wurden zahlreiche Verordnungen erlassen. Ihre Qualität wurde aber, insbesondere im Frühjahr, scharf kritisiert. Clemens Jabloner, sind diese Qualitätsmängel auf die fehlende Beteiligung des Parlaments zurückzuführen oder haben sie andere Gründe?

CLEMENS JABLONER

Wie meine Vorrednerin sehe ich keinen direkten Zusammenhang zwischen dem verknappten parlamentarischen Prozess und der Qualität der generellen Rechtsakte, die von der Vollziehung erzeugt wurden. Das Parlament war funktionsfähig, wir mussten auch nicht jene Bestimmungen zur Anwendung bringen, die für den Fall einer Handlungsunfähigkeit des Nationalrates zur Verfügung stehen. Alle formalen Bedingungen wurden erfüllt. An der Vorbereitung der parlamentarischen Akte war die Exekutive beteiligt, auch wenn diese in Form von Initiativanträgen initiiert wurden. Das bedeutet nicht, dass die Qualität der Rechtsakte außer Zweifel stand bzw. steht, was nicht auf ungenügende Partizipation zurückzuführen ist, sondern auf institutionelle Mängel. Es fehlte an den legistischen Apparaten. Das Gesundheitsministerium war in einer schlechten Startposition. Wesentliche Funktionen waren nicht besetzt, insbesondere die Leitung der Rechtssektion. Es bestand dringender Handlungsbedarf. Es wurden zum Teil unklare, widersprüchliche und vor allem auch rechtswidrige Verordnungen erlassen. Das wurde von der Öffentlichkeit erst nach und nach erkannt. Zunächst war man wie gelähmt von der Situation und nahm die Bundesregierung in jeder Erklärung beim Wort. Dann begann die Diskussion, wie ich selbst auch daran bemerkte, dass mir aus dem Freundes- und Bekanntenkreis Fragen zur Auslegung zugetragen wurden, ob zum Verbot, das Haus zu verlassen, oder zu Ähnlichem. Schließlich hob der Verfassungsgerichtshof Verordnungsteile und ganze Verordnungen auf, was zu einem Autoritätsverlust der Verwaltung und der Politik führte. Der Makel besteht fort, obwohl der legistische Standard seitdem stark verbessert wurde. Das ist deutlich spürbar und nicht leicht wiedergutzumachen. Das Misstrauen hat aber auch mit der öffentlichen Diskussion rechtlicher Fragen zu tun, wie sie in Österreich geführt wurde.

MAGDALENA PÖSCHL

Unsere Bilanz lautet also: Die Demokratie hält eine Krise aus. Ob die Bevölkerung die Regelungen der Exekutive akzeptiert oder nicht, hängt auch von der Dringlichkeit der Situation und vom Erfolg ab, den die Maßnahmen haben. Dass Macht

von der Legislative auf die Exekutive übergeht, bedeutet nicht notwendig, dass die Qualität der Regeln leidet, vorausgesetzt, die Exekutive verfügt über die erforderliche legistische Expertise. Die Perspektivenvielfalt, die bei exekutiver Rechtssetzung nicht mehr so ausgeprägt ist wie im Parlament, kann immerhin durch föderalistische Elemente aufgefangen werden.

Damit wären wir beim zweiten Thema, dem Föderalismus: Alle drei hier vertretenen Länder sind Bundesstaaten, wenngleich in sehr verschiedener Ausprägung. Die Macht wechselte in den drei Ländern von der Legislative auf die Exekutive, aber wohin genau, und auf welcher Ebene ist die Bewältigung einer Pandemie am besten aufgehoben? In Deutschland gibt es das Infektionsschutzgesetz des Bundes; auf seiner Grundlage haben die Länder zentrale Lebensbereiche reguliert, also Ausgangsbeschränkungen, Kontaktbeschränkungen, Betriebsschließungen und Veranstaltungsverbote verfügt. In Deutschland besteht also bereits bei der Regelsetzung eine föderale Vielfalt. Seinem Konzept nach ermöglicht der Föderalismus einen Wettbewerb der Systeme: Die Gliedstaaten ringen in Konkurrenz

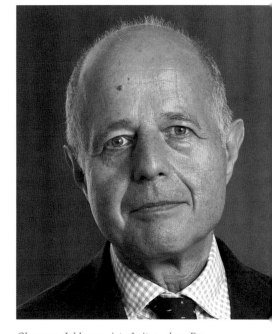

Clemens Jabloner ist Leiter der Forschungsstelle Hans Kelsen und sein Kreis an der Universität Wien. Von 1993 bis 2013 war er Präsident des Verwaltungsgerichtshofes und 2019/20 österreichischer Vizekanzler und Justizminister.

miteinander um die beste Regelung, die sich dann vielleicht allgemein durchsetzt. Ein solches Regelungslabor könnte gerade in der Pandemie sehr nützlich sein, weil wir ja nicht wissen, welche Maßnahme letztlich erfolgreich ist. Die Kehrseite des Föderalismus ist, dass die Regelungsvielfalt zu einer Unübersichtlichkeit führen kann, die sich in der Pandemie besonders nachteilig auswirkt. Sie fordert ohnedies ständig neue Regelungen; treten zu diesem laufenden Wechsel auf der Zeitachse noch regionale Differenzierungen hinzu, kann das entstehen, was man in Österreich einen „Fleckerlteppich" und in der Schweiz und in Deutschland einen „Flickenteppich" nennt – beide Ausdrücke wurden in der Krise oft verwendet. Gertrude Lübbe-Wolff, war bzw. ist der Föderalismus in der Krise nun ein Segen oder eine Plage?

GERTRUDE LÜBBE-WOLFF

Also ich sehe das föderalistische Element schon als positiv an, wobei bei uns das Ausmaß von Spielraum, das den Ländern belassen worden ist, auch nicht ganz und gar von der Verfassung abhängt. Der Bund könnte da durchaus mehr tun, er hat aber

eben vieles per Verordnungsermächtigung den Ländern überlassen. Und das halte ich auch nicht für falsch. Es hat tatsächlich auch einen gewissen Wettbewerb in Gang gesetzt. Um dessen Ergebnisse zu evaluieren, ist die ganze Lage aber wohl zu komplex. Und dafür hat dann auch wieder die Koordination zuviel Ähnlichkeit zwischen dem, was die Länder gemacht haben, geführt. Aber man hat im Prinzip zum Beispiel in einem ganz dünn besiedelten Land oder in einem Land, das aufgrund seiner Lage viel geringere Infektionshäufigkeiten hat, andere Anforderungen, als in einem Stadtstaat. Wobei man auch auf die Vollzugsbedingungen achten muss. Alle Beschränkungen müssen ja auch irgendwie durchgesetzt werden. Und was unter welchen Bedingungen durchsetzbar ist, das kann sich auch von Land zu Land sehr unterscheiden. Ich habe nicht die Wahrnehmung, dass Länder, in denen sehr zentralistisch vorgegangen wird, Frankreich beispielsweise, das erfolgreichere Modell haben. In der Berichterstattung über nicht föderal organisierte Länder bin ich sehr viel häufiger als in Deutschland auf Regelungen gestoßen, bei denen ich dachte: Wie kann man auf so einen Gedanken kommen? Warum

hat da niemand widersprochen? Es war offenbar niemand da. (Lacht.) So etwas hat man doch bei uns weitergehend vermieden, würde ich sagen. Dinge, die man, wie man es auch hin und her denkt – man ist natürlich immer in Gefahr, irgendwas zu übersehen – einfach nur absurd finden kann, die sind bei uns allenfalls mal ganz marginal, aber nicht im Kern vorgekommen. Und das halte ich auch für eine Errungenschaft des Föderalismus.

MAGDALENA PÖSCHL

Felix Uhlmann, in der Schweiz hat die Krise erstaunlicherweise in der ersten Phase zu einer starken Zentralisierung der Kompetenzen geführt. Später kamen die Kantone zwar wieder ins Rennen, doch der Bundesrat hat weiterhin sehr weitreichende Kompetenzen. Wie funktioniert die Kooperation zwischen den verschiedenen Ebenen?

FELIX UHLMANN

Aus der Schweiz stammt das Bonmot, dass es von Kanton zu Kanton unterschiedlich geregelt ist, ob der Storch die Kinder bringt oder nicht. So hat die Zentralisierung zu Beginn der Krise überrascht. Das lief recht glatt ab; die Kantone haben nicht aufbegehrt. Dafür gibt es verschiedene Erklärungsversuche. Eine Erklärung ist auf die Last der zu treffenden Entscheidungen zurückzuführen. Die Exekutive des Kantons Basel-Stadt beispielsweise war wohl nicht unglücklich darüber, dass nicht sie es war, die die Basler Fasnacht absagen musste, sondern dass der Bundesrat diese Entscheidung traf. Die Wiederwahl eines Regierungsrats im Kanton Basel-Stadt, der für das Absetzen der Basler Fasnacht verantwortlich zeichnet, ist unwahrscheinlich. Dass gewisse heikle Entscheidungen in der ersten Phase vom Bundesrat getroffen wurden, kam den Kantonen politisch entgegen.

Ein zweiter Punkt, der mit der Diskussion um die Legitimation zusammenhängt, betrifft die breite Abstützung der Exekutive, sowohl auf Bundesebene als auch in den Kantonen. Das politische System der Schweiz ist sehr komplex und hier ins Detail zu gehen, würde den Rahmen dieser Veranstaltung sprengen. Jedenfalls sind in der Exekutive des Bundes von der Schweizerischen Volkspartei bis zu den Sozialdemokraten alle politischen Kräfte vertreten, so dass bei der Diskussion der Zuständigkeiten von Bund und Kantonen die parteipolitische Komponente kaum eine Rolle spielt.

Möglicherweise ist die Zentralisierung schlicht der Gesetzgebung des Bundes geschuldet: Das Epidemiengesetz beinhaltet den Mechanismus einer umso stärkeren Konzentration der Kompetenzen beim Bund, je gravierender die Krise sich ausprägt. Es wurde folgerichtig angewendet, was im Epidemiengesetz vorgesehen ist. Wahrscheinlich hat niemand gedacht, dass es diesen Fall der Pandemie jemals geben könnte. Inzwischen sind die Diskussionen etwas unübersichtlicher geworden.

MAGDALENA PÖSCHL

Gibt es eine starke Regelungsvielfalt zwischen den Kantonen, die die Leute ermüdet und verwirrt, weil sie bei jeder Überschreitung einer Kantonsgrenze mit neuen Regeln konfrontiert sind? Gibt es in der Schweiz also den Flickenteppich, der manchmal beklagt worden ist, oder konnte das im Zaum gehalten werden?

FELIX UHLMANN

Der existiert auch in der Schweiz, jedoch sind die Möglichkeiten der Handhabung beschränkt. Gewisse Unterschiede bestanden, zum Beispiel zum Thema Maskenpflicht. Zum Teil war das berechtigt, da die Pandemiesituation in den Kantonen sehr unterschiedlich ausfiel. Beispielsweise war der Kanton Tessin zu Beginn der Pandemie aufgrund seiner Nähe zu Italien besonders stark betroffen. Auch wenn der Fleckerlteppich gelegentlich beklagt wurde, war die Diskussion darüber nicht besonders ausgeprägt.

MAGDALENA PÖSCHL

Wie war das in Österreich? Clemens Jabloner spricht in seinem Statement auf dem Diskussionsprogramm von Missständen, die unter anderem auf Koordinationsprobleme zwischen Bund und Ländern und auf die dauernde Prävalenz wahltaktischer Überlegungen zurückzuführen sind: Was war da los?

CLEMENS JABLONER

Die erste meiner drei Bemerkungen zu diesem Thema gilt der bundesstaatlichen Struktur. Das Konzept der bundesstaatlichen Vollziehung ist in Österreich eigentlich sehr klar. Das Gesundheitsrecht fällt in die Zuständigkeit des Bundes. Der zuständige Bundesminister leitet die Verwaltung und ist gegenüber dem Nationalrat verantwortlich. Auch wenn der Bundesminister sich direkt oder indirekt der Landeshauptleute und der Landesbehörden bedient, erfolgt die gesamte Verwaltung als Bundesverwaltung. Das ist das Wesen der mittelbaren Bundesverwaltung. Jedoch sind die politischen Verhältnisse in Österreich seit jeher so, dass die Macht der Landeshauptleute beträchtlich ist und der Bundesminister seine Leitungsbefugnisse nur selten in Anspruch nimmt. Die Gefahr, in diffuse, verfassungsrechtlich kaum greifbare Modelle und Absprachen zu flüchten, bildete sich in der Realität tendenziell ab. Ähnlich wie in der Schweiz könnte man von einem Abschieben der Verantwortung sprechen. Unangenehme Entscheidungen werden von den Ländern lieber dem Bund zugeschlagen, der Bund hingegen zieht es vor, wenn diese von den Ländern getroffen werden. Für den Bund besteht in der mittelbaren Bundesverwaltung die Möglichkeit, regional differenzierte Regelungen zu treffen. Nun ist Österreich ein kleines Land, und sehr viele Menschen leben in Grenzbereichen – zum benachbarten Ausland oder zwischen Bundesländern. Viele Österreicherinnen und Österreicher sind sich der Bezirksgrenzen nur beschränkt bewusst. Diese sind in den seltensten Fällen als solche ausgewiesen. Dies verursacht Probleme für die gelegentlich notwendige Differenzierung.

Meine zweite Bemerkung betrifft eine gewisse Unüberschaubarkeit der Entscheidungsprozesse auf Bundesebene und zwischen Bund und Ländern. Wenngleich zahlreiche Funktionärinnen und Funktionäre an der politischen Willensbildung teilnehmen, scheuen viele davor zurück, die rechtliche Verantwortung dafür zu übernehmen. Aus meiner Erfahrung als Mitglied der Bundesregierung kann ich berichten, dass dort auch Angelegenheiten koordiniert werden, die eindeutig in die Verantwortung eines Bundesministers fallen. Während die gesamte Bundesregierung am Willensbildungsprozess beteiligt ist, obliegt letzten Endes die Verantwortung für die betreffenden Akten den jeweiligen Bundesministerinnen und -ministern. Die Bundesregierung nahm sich, wenngleich sie politisch machtvoll auftrat, rechtlich gesehen stark aus dem Spiel. Auch die Verordnungen des Gesundheitsministers, die dem Hauptausschuss des Nationalrates als demokratisch-parlamentarisches Element weitergeleitet werden, sind nicht Verordnungen der Bundesregierung, wie zu erwarten und aus anderen Rechtsbereichen bekannt, sondern bleiben Verordnungen des Bundesministers. Ebenso erfolgte die Novelle zum COVID-19-Gesetz nicht etwa über eine Regierungsvorlage, trotz des ausreichenden zeitlichen Spielraums, sondern über einen Initiativantrag des Nationalrates.

Meine dritte Bemerkung betrifft die Tendenz in der österreichischen Politik, Ereignisse der äußeren Welt durch die Linse wahltaktischer und parteipolitischer Interessen wahrzunehmen. Dadurch wird weniger nach Kausalitäten und Antworten auf diese Kausalitäten gesucht, sondern nach Schuldigen, welche dann gerne im entgegengesetzten politischen Lager gefunden werden. Besonders im Vorfeld der Wiener Landtagswahlen war dies deutlich spürbar.

Ein anderes Narrativ besagte etwa, dass wir in Österreich alle gesund

und integer seien und alles Böse, wie das Virus, aus dem Ausland käme, sei es durch maßlos reiselustige Österreicherinnen und Österreicher, die nicht daheimbleiben wollen, sei es durch Gastarbeiterinnen und Gastarbeiter, die aus dem Ausland die Krankheit einschleppen. Heute sehen wir an der Verteilung der Erkrankungen in Österreich, dass das Virus keine regionalen Unterschiede und auch keine Unterschiede bei den Menschen macht. Das Virus kann überall auftreten und die Phase der politischen Schuldzuweisung der ersten Monate scheint überwunden.

MAGDALENA PÖSCHL

Resümieren wir den Föderalismus, so sehe ich keinen Hinweis darauf, dass der Wettbewerb der Systeme rasch die besten Regelungen hervorgebracht hätte. Das Regionalisieren der Regelungen hat aber die Freiheit der Menschen in Phasen geschont, in denen die Infektionsbelastung regional unterschiedlich war. Die Fleckerlteppich-Gefahr war weniger groß, als man vermuten könnte. Bedeutender scheint die Gefahr – das wurde für die Schweiz angesprochen und gilt jedenfalls auch in Österreich –,

dass unangenehme Entscheidungen wie heiße Kartoffeln zwischen Bund und Kantonen bzw. Ländern hin und hergeschoben werden. Das ist allerdings kein spezifisches Problem des Föderalismus; es könnte bewältigt werden, wenn jeder in seiner Kompetenz bleibt, also nur tut, wofür er zuständig ist, und seine Kompetenz auch wirklich wahrnimmt. Insgesamt hat der Föderalismus also keine schlechte Bilanz, vorausgesetzt, er wird nicht partei- und wahltaktisch instrumentalisiert.

Die Entscheidungen innerhalb der Exekutive lagen in den drei Ländern also zum Teil beim Bund, zum Teil bei den Ländern, zum Teil wurden sie in Kooperation beider Ebenen getroffen. Jede dieser Ebenen ist in der Pandemie auf Wissen angewiesen – über die Infektionslage, die Ursachen der Infektionen und die Wirkung von Maßnahmen. Im Laufe der Pandemie wurden aber die Meinungen darüber innerhalb der Wissenschaft immer vielfältiger. Wo ist nun die Stelle, die dieses Wissen integriert? Wer liefert die überwölbende Deutung dieses Meinungspluralismus, die der Politik hilft, letztlich eine Entscheidung zu treffen? Clemens Jabloner, wie funktioniert das in Österreich?

CLEMENS JABLONER

Die Bekämpfung einer Epidemie ist eine klassische Staatsaufgabe. Die Verwaltung benötigt dafür einen informierten Apparat, der ihr unmittelbar zur Verfügung steht. Nun erleben wir in Österreich seit einiger Zeit, etwa seit der Jahrtausendwende, etwas, was ich einmal sehr radikal als Selbstverblödung des Staates bezeichnet habe. Das heißt, durch geistloses Sparen werden intellektuelle Ressourcen vernichtet. Der Staat muss diese dann von außen einkaufen. Zu Beginn der Pandemie befand sich überdies das Gesundheitsministerium in einem schlechten Zustand, da wesentliche Funktionen nicht besetzt waren. Die Rechtssektion, die Generaldirektion für die Öffentliche Gesundheit, eine ganz zentrale Aufgabe, und der seit 1870 bestehende Oberste Sanitätsrat waren ohne Führung. Warum sind diese Institutionen so wichtig? Man könnte ja meinen, es gäbe genug Expertinnen und Experten, man hätte einen Pluralismus von Meinungen, dem politische Entscheidungen unmittelbar folgen können. Aber so funktioniert das nicht. Denn wir brauchen die dazwischenliegende Ebene einer fachkundigen Beamtenschaft, um diese wissenschaftlichen Ergebnisse, diese Pluralität zu ordnen und in einen entscheidungsreifen Zustand zu bringen. Hier fehlen Strukturen. Dies wird deutlicher, wenn man an das Verwaltungsverfahren denkt. Dort ist es auch nicht so, dass die Einschätzung der Tatsachen unmittelbar in die Entscheidung der Behörde eingeht, sondern es muss mit einem Willensakt der maßgebende Sachverhalt bestimmt werden. Das ist ein wichtiger Teilschritt. Diese Formatierung der Vielfalt fehlt. Das ist auch eine Folge der medialen Aufbereitung der Krise. Es existieren starke Widersprüche, beispielsweise in Bezug auf die Maskenpflicht. Expertinnen und Experten aus dem Umkreis des Bundesministers äußern in Ausnützung ihrer Wissenschaftsfreiheit unterschiedliche Meinungen. Es fehlt jener mit Autorität auftretende staatliche Funktionär, der trotzdem Arzt oder Ärztin ist. Vielleicht bin ich altmodisch, aber ich sehe hier ein echtes Problem für Österreich.

MAGDALENA PÖSCHL

Felix Uhlmann, wer integriert das diffundierende Wissen in der Schweiz?

FELIX UHLMANN

Ich kann frei von politischer Couleur sagen, dass sich das immer noch erhebliche Fachwissen bei der Bundesverwaltung in der Krise durchaus bewährt hat. Es ist nicht so, dass keine Fehler gemacht wurden. Beispielsweise wurde anfangs die Wirksamkeit von Masken infrage gestellt, was an deren mangelnder Verfügbarkeit lag. Insgesamt trat die Verwaltung bei den relevanten Entscheidungen recht prominent auf. Zum Teil ist dies darauf zurückzuführen, dass in der Schweiz lediglich sieben Bundesräte die Exekutive bilden. Ein Mitglied des Bundesrats ist auf Spitzenbeamtinnen und -beamte angewiesen. Bei Pressekonferenzen war die Spitze des Bundesamtes für Gesundheit regelmäßig vertreten, begleitet durch eine externe, aber verwaltungsnahe Expertenkommission. Dass dies funktioniert hat, das hat in der Schweiz eine gewisse Tradition. Auf der Ebene der Kantone etwa gibt es stets auch Kantonsärztinnen und -ärzte mit einer eigenen Verwaltungsstelle und klar definierten Aufgaben, de facto recht unabhängig von der Politik. Diese sind in der Lage, sich Gehör zu verschaffen, und rapportieren auch Probleme und Missstände

in den Kantonen an die Bundesverwaltung. In der Schweiz leidet die Verwaltung nicht an einer Art von Magersucht, wie Herr Jabloner sie für Österreich beschrieben hat.

MAGDALENA PÖSCHL

Gertrude Lübbe-Wolff, wer integriert die Vielfalt des Wissens in Deutschland?

GERTRUDE LÜBBE-WOLFF

Bei uns spielt eine ganz zentrale Rolle das Robert Koch-Institut. Das ist eine selbständige Bundesoberbehörde mit Forschungs- und Beratungsaufgaben, die auch eine wichtige Rolle nicht nur in der Beratung der Regierung, sondern auch für die Information der Bevölkerung spielt und außerdem mit den Landesbehörden kooperiert. In den Ländern gibt es zum Teil noch eigene Beratungsgremien, die speziell im Hinblick auf die Corona-Pandemie gegründet worden sind. In Nordrhein-Westfalen zum Beispiel einen zwölfköpfigen Expertenrat. Da ist, meine ich, nur ein Virologe drin, aber dann eine Medizin-Ethikerin, ein Jurist, ein Ökonom, eine Unternehmerin und so weiter, also dieses Gremium ist ganz multidisziplinär zusammengesetzt. Dann haben sich mehrfach zu Wort gemeldet die nationale Wissenschaftsakademie Leopoldina und verschiedene große Wissenschaftsorganisationen, Helmholtz, Max-Planck und so weiter, die mit eigenen Stellungnahmen hervorgetreten sind. Eine zentrale Rolle spielt aber schon das Robert Koch-Institut. Und man muss dazu sagen, es geht ja nicht nur um Wissen, sondern am Ende auch um Prioritätensetzung. Was auch immer man macht und wie und wo man eingreift, das hat einerseits nicht genau kalkulierbare Auswirkungen auf das Infektionsgeschehen. Andererseits hat es in ganz unterschiedlichem Ausmaß und mit ganz unterschiedlichen Belastungswirkungen für unterschiedliche Personengruppen auch Kosten. Da kann sich die Faktenfrage stellen, wie sich bestimmte Maßnahmen auswirken. Dazu kann die Wissenschaft etwas sagen. Aber die Prioritätensetzung ist letztlich eine politische. Und da würde ich noch einmal eine Lanze für den Föderalismus brechen wollen. Der ist nämlich in der Lage, auch regional sinnvollerweise differenzierte Prioritäten zu setzen, die darauf Rücksicht

nehmen, dass die Wirtschaftsstruktur eine andere ist und was weiß ich nicht alles. Solche Unterschiede werden im föderalen System automatischer berücksichtigt. Das ist ein Vorteil gegenüber dem Modell differenzierter zentraler Regelungen, die Herr Jabloner für Österreich angesprochen hat: Entlastung von den Anforderungen der Gleichbehandlung. Das ist eine zentrale Funktion des Föderalismus, dass man sich für regionale Ungleichbehandlungen nicht vor den Feinheiten der Folgerichtigkeit und so weiter rechtfertigen muss, sondern dass man sagen kann: Das ist unsere politische Prioritätensetzung, und die ist demokratisch legitimiert durch das Landesvolk. Das halte ich für gut.

MAGDALENA PÖSCHL

Wir sind in dieser Krise angewiesen auf das Wissen von Expertinnen und Experten, deren Expertise wir aber schwer einschätzen können. Elisabeth Holzleithner, besteht die Gefahr, dass es irgendwann zu einer „Diktatur der Spezialisten" kommt?

ELISABETH HOLZLEITHNER

Droht uns womöglich eine Expertokratie? Ich glaube nicht. Denn in den vorgegebenen Strukturen liegt das letzte Wort immer noch bei der Politik. Das ist ja auch aus den Ausführungen meiner Vorrednerin und Vorredner ganz deutlich hervorgegangen. Es bleibt zu hoffen, dass die Politik sehr pfleglich mit den wissenschaftlichen Argumenten umgeht und sich bei der Entscheidungsfindung entsprechend darauf stützt. Inzwischen gibt es, das wurde bereits erwähnt, ein viel divergenteres Bild an Positionen in den einzelnen Wissenschaften. Die Positionen divergieren auch zwischen den Disziplinen. Wir stützen uns nicht mehr allein auf die Epidemiologie, umrankt von der Statistik. Aus den Bereichen Sozialmedizin und Public Health wird etwa auf die gefährlichen Auswirkungen des Lockdowns auf die Psyche hingewiesen. Es liegt dann an der Politik, je nach Bedrohungslage zu entscheiden, welche wissenschaftliche Disziplin in den Vordergrund gerückt wird. Wenn die Infektionen exponentiell ansteigen und damit auch die Belegung von Spitalsbetten, besonders von Intensivbetten, dann wird man darauf dringend reagieren müssen. Im Frühjahr 2020 wurde dies vor dem Hintergrund von Bildern aus Oberitalien und New York getan. Dadurch konnten auch drastische Maßnahmen vonseiten der Politik als legitim angesehen werden. Das über die Medien vermittelte Konglomerat aus Erfahrungen des eskalierenden Pandemie-Geschehens hat dies unterstützt. Je nachdem, was sich gerade in den Vordergrund drängt, wird die Politik auf unterschiedliche Wissenschaften mit unterschiedlichen Prioritätensetzungen zurückgreifen müssen.

MAGDALENA PÖSCHL

Wenn jeder in seiner Zuständigkeit bleibt, ist also auch das Wissensproblem der Pandemie lösbar. Nützlich ist zudem eine institutionalisierte Wissensinstanz – sei es, dass das Wissen wie in der Schweiz gleichsam im Staat gespeichert ist, sei es, dass eine Einrichtung wie das Robert Koch-Institut in Deutschland besteht. Die österreichische Verwaltung ist zwar nicht unberaten; wie in den anderen Ländern wurden auch hier ad hoc Beratungsgremien gebildet. Doch fehlt in Österreich eine Institution, die es schon vor der Krise gab und die die

Krise überdauern wird, und die gerade deshalb Vertrauen schafft und Orientierung gibt. Interessant ist, dass wir in zwei ganz verschiedenen Bereichen – Wissensgenerierung und Föderalismus – zum selben Ergebnis kommen: Probleme lassen sich lösen, wenn jeder die Grenzen seiner Zuständigkeit wahrt.

Trifft die Politik in der Krise – hoffentlich wissensbasiert – Entscheidungen, so führt das oft zu massiven Eingriffen in die Grundrechte. Dabei kam es am Beginn der Krise zu einer starken Komplexitätsreduktion: Der Widerstreit der betroffenen Interessen wurde anfangs als Konflikt zwischen Leben und Wirtschaft simplifiziert, mit dem selbstverständlichen Vorrang des Lebens. Schon bald wurde jedoch deutlich, dass nicht nur wirtschaftliche, sondern vielfältige andere Interessen geopfert wurden, auch solche der Gesundheit selbst, die man doch vorrangig schützen wollte. Je länger die Krise dauert, desto sichtbarer wird die enorme Vielfalt an Interessen, die hier miteinander abzuwägen sind. Verschiedentlich wurde gesagt, eine derart komplexe Situation überfordere die Grundrechte. Gertrude Lübbe-Wolff, was macht die Grundrechtsprüfung bei Krisenmaßnahmen so schwierig?

Und sind die Grundrechte wirklich überfordert oder können wir weiterhin auf sie setzen?

GERTRUDE LÜBBE-WOLFF

Ich denke, wir können schon und müssen auch auf sie setzen. Zugleich führt aber, glaube ich, kein Weg daran vorbei, dass man der politischen Entscheidung dabei einen erheblichen Spielraum einräumt und nicht ganz so klein- und feinteilig kontrolliert, wie das im Normalfall bei uns zum Beispiel im Steuerrecht gemacht wird. Da herrschen Anforderungen an die Folgerichtigkeit, da kommen Sie mit dem Denken kaum noch hinterher. Und dafür sind die Situationen hier zu komplex. Auch die Verhältnismäßigkeitsprüfung, die ja eigentlich immer den Kern der Grundrechtsprüfung ausmacht, ist hochkomplex, weil es eben nicht nur das eine Ziel gibt, das Infektionsgeschehen zu drosseln. Es muss abgewogen werden mit den ganzen Belastungen, die mit den Maßnahmen selbst, die zur Eindämmung ergriffen werden, verbunden sind. Die sind sehr vielfältig. Wenn es um die Verhältnismäßigkeit geht, fängt die Prüfung ja damit an, dass man das

Ziel der zu prüfenden Maßnahme definiert. Hier hat man jetzt aber in der Regel einen großen Komplex von Zielen, die gar nicht so leicht miteinander abzugleichen sind, bis hin zu der Frage: Sind die gesamtgesellschaftlichen Belastungen eigentlich noch gerecht verteilt? Wenn Sie damit anfangen, das auch als eine mögliche Zielgröße in die Verhältnismäßigkeitsprüfung einzuspeisen, dann kommen Sie zu dem Ergebnis, dass da der Gesetzgeber oder der Verordnungsgeber viel Spielraum braucht und die Gerichte nicht zu kleinteilig intervenieren dürfen. Aber selbstverständlich müssen Sie trotzdem prüfen. Davon geht auch eine Präventionswirkung aus, dahin, dass man nicht völlig undurchdachte Dinge verordnet, sondern sich bemüht, eine rationale Rechtfertigung vorzulegen. Diese Funktion erfüllt die Grundrechtsprüfung auch bei uns. Es gibt unzählige Gerichtsentscheidungen, die solche Prüfungen vorgenommen haben. Manchmal – überwiegend nicht, aber manchmal – auch mit dem Ergebnis, dass da ein Grundrechtsverstoß vorlag.

MAGDALENA PÖSCHL

Die Grundrechte helfen uns also auch in dieser Situation, das ist beruhigend. Frau Lübbe-Wolff, in Ihrem Statement zu unserem Programm zeigen Sie sich überrascht, dass die Menschen Ungleichbehandlungen wesentlich stärker ablehnen als die vielen Freiheitsbeschränkungen, die wir im Zuge der Pandemie hinnehmen mussten und müssen. Tatsächlich sind Gleichheitsprobleme in der Pandemie sehr dominant: In der Schließungsphase hatte man zunächst den Eindruck, alle würden wirklich gleichbehandelt, weil die Freiheit allgemein massiv reduziert wurde. Je länger die Pandemie gedauert hat, desto stärker wurde aber sichtbar, dass sich diese Freiheitsbeschränkungen auf die Menschen sehr unterschiedlich auswirken, je nachdem, wo sie leben, wie mobil sie sind, welchen Bildungshintergrund sie oder ihre Eltern haben; auch Männer und Frauen trafen die Maßnahmen im Ergebnis unterschiedlich schwer. Diese faktischen Ungleichheiten innerhalb der Gesellschaft wurden in der Öffnungsphase wieder durch klassische Gleichheitsprobleme überlagert, weil die Betriebe schrittweise geöffnet wurden: Handelsbetriebe mit kleiner Verkaufsfläche durften früher öffnen als solche mit großer Verkaufsfläche, diese wiederum früher als die Gastronomie etc. – das hat viele Unternehmen veranlasst, sich mit anderen zu vergleichen und zu verlangen, so wie die günstiger Gestellten behandelt zu werden. Einen ähnlichen Effekt erleben wir auch derzeit bei der schrittweisen Schließung. Aus der unendlichen Vielfalt dieser Gleichheitsprobleme möchte ich ein sehr grundsätzliches herausgreifen, das Gertrude Lübbe-Wolff am Beginn der Pandemie angesprochen hat: Eine eher kleine Gruppe von Menschen ist von COVID-19 massiv betroffen, weil eine Infektion für sie sehr gravierende Auswirkungen hat. Um diese Gruppe zu schützen, wird die gesamte Bevölkerung massiven Beschränkungen unterworfen. Ihre Anregung war nun, mittelfristig den Fokus zu ändern, um ein ausgewogeneres Verhältnis von Kosten und Nutzen zu erreichen: Würde man für die Risikogruppen stärkere Beschränkungen anordnen, wären die Intensivstationen effektiver entlastet, zugleich könnten die anderen wieder in ein einigermaßen normales Leben zurückkehren und auch Wirtschaft, Arbeit und die ganze Gesellschaft blieben am Laufen. Würden

Sie das nach acht Monaten Pandemie weiterhin so empfehlen?

GERTRUDE LÜBBE-WOLFF

Ja, wobei ich das nicht in jeder Hinsicht sagen würde; das war auch nie meine Meinung. Ich bin zum Beispiel der Meinung, dass die Beschränkungen für Alte, zum Beispiel für Bewohnerinnen und Bewohner von Pflegeheimen, für Sterbende in Krankenhäusern, zum Teil viel zu weit gegangen sind. Es geht doch nicht, dass Menschen ihre letzten Lebenstage verbringen müssen, ohne dass die engsten Angehörigen oder überhaupt jemand dabei sein oder sie wenigstens besuchen können. Also ich denke an einen Zusammenhang von einerseits mehr Beschränkungen, die sich auf die Älteren konzentrieren, und andererseits mehr Hilfen dafür, dass unter diesen Beschränkungen die Älteren dann aber auch nicht vereinsamen. Ich sehe allerdings auch, dass das ein außerordentlich komplexes Problem ist. Denn die Älteren, gerade wenn sie auch noch mit den Jüngeren zusammenkommen können sollen, sind dann ja irgendwo auch vom gesamten Infektionsgeschehen tangiert. Aber ich finde nach wie vor, dass den

Älteren gewisse Sonderbeschränkungen zumutbar sind. Ich sehe mich zum Beispiel selbst in einer Weise privilegiert in der Situation, in der ich mich befinde, wie ich mich in meinem ganzen Leben noch nicht gefühlt habe. Das Einkommen fließt weiter, obwohl ich nicht mehr arbeiten muss, man lebt in angenehmen Verhältnissen, der Wald ist nebenan. Und wenn ich dann an Leute denke, denen es um die Existenz geht, mit kleinen Kindern, die nicht in die Schule und nicht in den Kindergarten konnten, und die unter ganz anderen Wohnverhältnissen zurechtkommen müssen – das sind ja einfach Abgründe von Ungleichbelastung, denen die Pandemiebekämpfung sich zuwenden muss. Wir bürden ja ohnehin der jüngeren Generation viel auf, die zum großen Teil die wirtschaftlichen Folgelasten wird tragen müssen, und die jetzt sehr viel Verzicht geleistet hat, auch auf Hilfe von den Großeltern, gerade als die so nützlich gewesen wäre wegen der Kinder, die nicht in Schulen und Kitas konnten. Da sollten die nun keinen Kontakt aufnehmen. Das wurde alles brav hingenommen zum Schutz der Älteren. Da sind die Älteren jetzt auch mal in einer Bringschuld. Und wenn es etwas gibt, was die ältere

Generation beitragen kann, dann sollte ihr das auch abverlangt werden.

MAGDALENA PÖSCHL

Wäre es nur politisch klug, ihr das abzuverlangen, oder ist es auch grundrechtlich geboten?

GERTRUDE LÜBBE-WOLFF

Ich würde für Fragen von solcher Allgemeinheit und Tragweite nicht die Grundrechte fruchtbar machen wollen. Da kann man nur mit Evidenzen weiterkommen, und die gibt es hier nicht. Ich bin auch nicht sicher, ob die Stimmung allgemein für solche Differenzierungen aufgeschlossen ist. In den Zeitungen gab es recht empfindliche Reaktionen auf den Gedanken, der inzwischen auch aus der Diskussion völlig verschwunden ist, dass Alte mehr belastet werden müssten. Er kommt aber jetzt zurück in Form der immer häufiger anzutreffenden Erwägung, dass die Alten besonders geschützt werden sollten. Ich denke, da deutet sich schon ein kleiner Kurswechsel an, denn der besondere Schutz, der ist oft von einer besonderen Belastung nicht ganz abtrennbar.

ELISABETH HOLZLEITHNER

Ich sehe das ambivalent. Aus den Überlegungen von Frau Lübbe-Wolff nehme ich gerne mit, dass wir einander in dieser Situation der Pandemie in der Pflicht stehen. Beim Ringen um die Grundrechte kann es nicht um das Durchsetzen hemmungsloser Freiheit gehen. Es geht um verantwortete Freiheit. Eine Dichotomisierung zwischen Alten und Jungen finde ich aber problematisch. Ich möchte Frau Lübbe-Wolff das nicht unterstellen. Es ist aber doch eine Gefahr, die in der Debatte liegt. Auf der einen Seite stehen die Alten, die geschützt werden müssen, ein Risiko darstellen, vulnerabel sind, womöglich im Spital landen und dann die besonders wertvollen Intensivbetten in Anspruch nehmen, die doch eigentlich für produktivere Subjekte gebraucht würden. Ich spitze es jetzt mal zu: Menschen, die gerade noch als junge Alte quasi eine produktive Ressource waren, gelten nun vorwiegend als gefährdend. Senta Berger erzählte etwa von der rüden Kritik ihrer Kinder, als diese erfuhren, dass

sie am Postamt war, dabei sei doch der ganze Zirkus mit den Schutzmaßnahmen bloß zu ihren Gunsten. Eine solche entsolidarisierende Dynamik, die letztlich darauf hinausläuft, dass die jüngere Generation meint, von den Problemen gar nicht betroffen zu sein, die halte ich für gefährlich. Die Frage ist: Wer sind denn eigentlich die Alten, wer sind die Jungen? Mich stört auch die Uferlosigkeit im Umgang mit dem Thema Risikogruppen, noch dazu, wenn diese Menschen selbst gar kein Gehör finden: Wenn nur über sie gesprochen wird und nicht mit ihnen. Das ist eine sehr problematische Dynamik. Mit dieser Art von Zuschreibungen sollte man den Diskurs nicht führen und dann einschneidende Maßnahmen darauf stützen.

MAGDALENA PÖSCHL

Felix Uhlmann, wurde dieses Thema in der Schweiz diskutiert?

FELIX UHLMANN

Ich schließe mich der Meinung an, dass am Anfang der Pandemie zu stark vereinfacht wurde. Gerade die

Gleichheitsfragen gehören zu jenen, deren Komplexität erst im Lauf der Pandemie zum Tragen kam und sichtbar wurde. In diesem Themenkreis sehe ich drei Konfliktlinien. Kurz angesprochen, aber noch nicht im Detail diskutiert wurde die Frage nach den vermögenssozialen Hintergründen. Sind die Armen stärker von den Auswirkungen betroffen als die Reichen? In der Schweiz war dies nicht ganz so ausgeprägt, weil die Lockdown-Auflagen weniger streng gehandhabt wurden. Der Fall, dass fünf Personen in einer Zweizimmerwohnung eingesperrt waren, trat weniger ausgeprägt auf als in anderen Ländern. Was diskutiert wurde, war die Frage nach der Risikoverteilung. Tätigkeiten im Homeoffice waren im Wesentlichen nur für höher qualifizierte Arbeitskräfte zugänglich. Auch fand eine Debatte der sozialen Umstände entlang demografischer Linien statt. Diese ist von besonderer Komplexität, da die Pandemie Personengruppen asymmetrisch trifft. Für gefährdete Personengruppen wurden strengere Beschränkungen eingeführt. Das Alterskriterium wurde für die Vergabe von Intensivbetten infrage gestellt, wobei Entscheidungen hier durchaus nach den Überlebenschancen getroffen wurden.

Drittens teile ich die Einschätzung, dass Grundrechte und Verhältnismäßigkeit den klassischen juristischen Ansatzpunkt bilden und sich in der Krise bewähren. Hier liegen die eigentlichen Grenzen der Machtausübung. Die Krise erlaubt keine Grundrechtsverletzung. Sie erlaubt gerechtfertigte Grundrechtseinschränkungen, was ein wichtiger Punkt ist, der manchmal übersehen wird. Eine gewisse Schräglage, die ich unter dem Gesichtspunkt der Grundrechte subsummieren möchte, betrifft die Gewichtung. Dass politische Kundgebungen verboten wurden, Fußballspiele mit 5000 Zuschauern jedoch stattfinden durften, ist unverhältnismäßig.

MAGDALENA PÖSCHL

Clemens Jabloner, unter den vielen Gleichheitsproblemen, die diese Pandemie aufwirft: Welches ist wirklich zentral?

CLEMENS JABLONER

Einfach gesagt ist die soziale Ungleichheit das größte Problem. Die öffentlichen Leistungen, mit denen im Allgemeinen der Ungerechtigkeit durch die ungleiche Vermögensverteilung begegnet wird, sind durch die Einschränkungen besonders betroffen. Durch die Beschränkung des Aufenthalts auf die Wohnung entstand beispielsweise ein krasses Missverhältnis zwischen Kindern mit einem eigenen Kinderzimmer, guter EDV-Ausstattung und elterlicher Unterstützung beim Lernen und Kindern, die diese Vorteile eben nicht genießen. Für diese wirkt sich die Pandemie wie ein Fußtritt in den Abgrund aus. Sie werden um Lebenschancen betrogen.

Die subtilere Diskussion der demografischen Problematik sehe ich in Österreich derzeit noch nicht. Da überwiegt die persönliche Sicht auf den Opa oder die Tante, denen wir ja nichts Unzumutbares aufbürden wollen. Die Frage nach der Finanzierung wird vermutlich in Zukunft thematisiert werden. Im Augenblick ist das zentrale Problem jedoch das der Kinder und ihrer Schulbetreuung.

MAGDALENA PÖSCHL

Gertrude Lübbe-Wolff, in Österreich und vermutlich auch in Deutschland hat man beim ersten Lockdown erst allmählich gesehen, wie massiv die gesetzten Maßnahmen vorhandene Ungleichheiten verstärken. Versucht man inzwischen, diese faktischen Ungleichbehandlungen auszugleichen?

GERTRUDE LÜBBE-WOLFF

Ich denke schon, zum Beispiel indem man jetzt doch eine hohe Priorität darauf setzt, Schulen und Kindertagesstätten geöffnet zu halten. Das finde ich auch vollkommen richtig, ich stimme da Herrn Jabloner völlig zu. Ich würde die Verschärfung der Ungleichheit der Bildungschancen auch als das größte Problem ansehen. Aber auch die generell sehr unterschiedlichen sozialen Bedingungen. Wenn man in Berlin in der U-Bahn fährt, kann man gar keinen Abstand halten, das geht gar nicht. Und man muss sich nicht wundern, wenn Leute, die in der U-Bahn wie in einer Sardinenbüchse fahren, anschließend nicht konsequent auf 1,5 Meter Abstand gehen. Denn wenn sie der Meinung wären, das sei unbedingt nötig, dann könnten sie das U-Bahn-Fahren gar nicht ertragen. Sie müssen aber ja, weil sie zur Arbeit und sonst wohin müssen. In all diesen Dingen offenbaren sich große soziale

Unterschiede, die dann auch den Blick und die Wahrnehmung, wie gefährlich das alles ist, zwangsläufig mitprägen. Das muss man einfach generell viel mehr mit einbeziehen. Aber ich sehe schon, wie gesagt, einen großen Fortschritt darin, dass man jetzt als Priorität beschlossen hat, Schulen und Kindergärten möglichst geöffnet zu lassen.

MAGDALENA PÖSCHL

Wäre es ein Grundrechtsproblem, darauf nicht Rücksicht zu nehmen, oder ist das immer noch eine politische Frage?

GERTRUDE LÜBBE-WOLFF

Inzwischen weiß man natürlich auch etwas mehr, als man vor einem halben Jahr bei den Schließungen gewusst hat. Zum Beispiel, dass kleine Kinder wenig Übertragungsrisiko haben und weniger als Überträger fungieren. Da wird es eigentlich noch offensichtlicher, dass es jedenfalls politisch merkwürdig wäre, bei den Schulen und gerade bei denen für kleinere Kinder, die am wenigsten in der Lage sind, das irgendwie ander-

weitig über Fernunterricht zu kompensieren und bei denen das auch am stärksten wieder vom sozialen Hintergrund abhängt, wieder so abzuwägen, wie man das in der ersten Welle getan hat.

MAGDALENA PÖSCHL

Aus unserer Diskussion über die Grundrechte können wir mehrere Schlüsse ziehen: Zunächst ist beruhigend, dass die Grundrechte als Richtschnur politischen Handelns maßgeblich bleiben. Zwar kann man nicht den gleichen Maßstab anlegen wie bei anderen Normen, weil das Wissen unsicher ist, weil ein hoher Zeitdruck besteht und weil die Interessenlage so komplex ist. Deshalb muss man der Politik mehr Spielraum zugestehen. Doch trifft die Politik zugleich die Pflicht, ihre Regelungen laufend zu evaluieren und sie an besseres Wissen entsprechend anzupassen. Da wir jetzt mehr wissen als beim ersten Lockdown, muss die Politik also bei einem weiteren Lockdown anders reagieren als im Frühjahr. Die Grundrechtsprüfung integriert das sich ständig ändernde Wissen also durchaus, indem sie Spielraum zugesteht, aber auch eine

laufende Evaluierung und Anpassung der Normen fordert.

In allen drei Staaten wurde beklagt, dass die Corona-Normen äußerst unklar sind und dass die Grenzen zwischen dem, was verboten ist, und dem, was moralisch unerwünscht ist, zunehmend ins Fließen kommen. Dabei darf man gewiss nicht übersehen, dass die Corona-Normen die gesamte Bevölkerung betreffen und ihr Leben rund um die Uhr regulieren. Das erzeugt innerhalb kürzester Zeit enorm viele Anwendungsfälle, deren Lösung nicht sofort auf der Hand liegt. Das erklärt die beklagten Probleme wohl ein Stück weit, aber doch nicht vollständig. Teilen Sie den Eindruck, dass die Corona-Normen besonders unklar sind und die Grenzen zwischen dem Verbotenen und dem moralisch nur Erwünschten fließend geworden sind? Und wenn ja: Woran liegt das?

CLEMENS JABLONER

Wir werden mit strikten Regelungen nicht das Auslangen finden. Das hat verschiedene Gründe. Vor besonders sensiblen Bereichen, wie Regelungen des häuslichen Bereichs, die vielleicht möglich wären, schrecken wir zurück. Andererseits kann die Wirksamkeit von Regelungen, welche die gesamte Bevölkerung betreffen, ohne unangemessene Überwachung nicht garantiert werden. Neben den strikten Regelungen muss ein auf Empfehlungen basierendes Soft Law eingeführt werden. Auch wenn der Legist in mir sich dagegen sträubt, halte ich es in dieser Situation für zweckmäßig, solche Regelungen in Verordnungen zu integrieren, sie aber semantisch präzise auszuzeichnen. Eine solche Verordnung könnte strikte Regelungen enthalten, die zwangsbewehrt sind, aber auch Regelungen, die mit dem Ausdruck „Empfehlung" ausdrücklich als Soft Law gekennzeichnet sind. Denn es ist für mich ein größeres Problem, wenn strikte Regelungen unwirksam werden, was mich als Normensetzer disqualifiziert. In Österreich wurde hingegen über politische Erklärungen und vermeintliche Normeninhalte striktes Recht interpretiert, wo dieses gar nicht vorhanden war. Auf der politischen Ebene wurden solche falschen rechtsdogmatischen Aussagen stark mit Empfehlungen und Ratschlägen vermischt. Der Weg eines Soft Law im Rahmen von Rechtsverordnungen wäre wesentlich transparenter und zielgerichteter als diffuse politische

Erklärungen über eventuell gar nicht vorhandene Normeninhalte.

FELIX UHLMANN

Dies bringt uns zu einem der wenigen Punkte, wo ich widersprechen möchte. Meiner Ansicht nach liegt in der Klarheit die Essenz eines Gesetzestextes, ob es sich nun um eine verpflichtende Norm handelt oder nicht. Selbstverständlich ist es in der Pandemiebekämpfung unumgänglich, die Bürgerinnen und Bürger von der Notwendigkeit der Maßnahmen zu überzeugen. Schon allein in Hinblick auf den Vollzugsaufwand ist Freiwilligkeit unerlässlich. Bei der Einführung der Maßnahmen in der ersten Phase wurde davon ausgegangen, dass dies aufgrund der Neigung der Schweizer Bevölkerung, sich gegenseitig zu kontrollieren, kein Problem darstellen würde. Heute ist man davon nicht mehr so überzeugt.
Unter den Maßnahmen, die rasch zu Konflikten führten, war beispielsweise die Ausgangssperre für Menschen über 65 und deren Teilnahme an einem kantonalen Parlament. Juristische Debatten gab es auch darüber, ob Arbeitgeber verpflichtet werden

sollten, Möglichkeiten für Home-Office zu schaffen. Daher möchte ich hier ein Fragezeichen setzen. Das Gesetz sollte nicht als Marketinginstrument verwendet werden.

MAGDALENA PÖSCHL

Gertrude Lübbe-Wolff, wie war das in Deutschland, und wie halten Sie es mit Empfehlungen: Soll man sie in eine Rechtsnorm integrieren, soll man auf sie verzichten oder soll es sie neben den Rechtsnormen geben?

GERTRUDE LÜBBE-WOLFF

Ja, ich würde eher zu der Meinung von Herrn Uhlmann neigen. Es gibt da nicht nur die beiden Alternativen, die Herr Jabloner aufgezeigt hat, sondern es gibt auch noch die dritte Alternative, dass man im Gesetz – oder in Verordnungen, wo das die Regelungsebene ist – klare Rechtspflichten normiert und außerhalb des Gesetzes in klarer Weise auszeichnet, was man den Bürgerinnen und Bürgern darüber hinaus noch empfiehlt. Ich würde dann Herrn Jabloner auch recht geben: Besser als unklare Messages, egal ob im Gesetz oder außerhalb davon, ist im Gesetz eine Äußerung, die klar als bloße Empfehlung gekennzeichnet ist. Bei uns hatten wir aber speziell ein Problem mit wirklich auf beiden Ebenen unklarer Kommunikation, sowohl im Gesetz als auch außerhalb davon. In Bayern und in einigen anderen Bundesländern gab es zum Beispiel solche Regelungen in § 1 der Corona-Schutzverordnungen oder wie sie dann immer heißen, die haben in den Ländern unterschiedliche Namen: Die Bürger sind angehalten, ihre Kontakte möglichst zu minimieren, nach Möglichkeit zu minimieren – eine Formulierung in dieser Art. Dagegen ist geklagt worden. Der Bayerische Verwaltungsgerichtshof hat dazu gesagt, das sei überhaupt keine wirkliche Rechtspflicht. Ich wäre eher dazu geneigt zu sagen, wenn der Normgeber etwas in eine Rechtsnorm schreibt, gilt eine Vermutung, dass das auch als Rechtspflicht gemeint ist. Und dann wäre diese Vorschrift allerdings zu unbestimmt gewesen. Ich denke, von einer Handhabung, dass solche unklaren Sachen nicht in die Rechtsnormen geschrieben werden, geht eine bessere Präventivwirkung aus. Was es dann auch noch gab, war sehr viel unklare Kommunikation außerhalb des Gesetzes. Das hängt zusammen mit dem Punkt, den Sie, Herr Jabloner, angesprochen haben. Da scheint die Lage in Deutschland genau dieselbe gewesen zu sein wie in Österreich. Man hat Ansammlungen draußen verboten, und dann war die Streitfrage: Ja, wie ist es denn, wenn die Leute ihre Party, die sie im Gasthaus oder vor der Kneipe nicht mehr haben dürfen, nach Hause verlagern? Ist das dann erlaubt, obwohl es doch viel gefährlicher ist? Da waren manche dann der Meinung: Das können wir nicht, das wollen wir nicht verbieten. Dass wir dann zur Durchsetzung in die Wohnungen marschieren müssen, das geht zu weit. Daraus ist auf der Ebene der Konferenz, in der sich Bundeskanzlerin und Ministerpräsidenten abstimmen, die Kompromissformulierung geworden, Feiern in öffentlichen und privaten Räumen seien „inakzeptabel". Das ist dann aber in einigen Ländern zunächst gar nicht so umgesetzt worden, dass Feiern auch in privaten Räumen verboten sind. Durch die Kommunikation wurde der Eindruck erweckt, dass das, was an Treffen draußen verboten ist, auch zuhause verboten ist. Das stimmte aber gar nicht. Nordrhein-Westfalen zum Beispiel hat das gar nicht so geregelt. Und ich hatte den Eindruck, das war der gezielte Versuch, die Menschen darüber im Unklaren zu lassen, was jetzt eigentlich erlaubt und was verboten ist, in der Hoffnung, dass sie sich dann nach der strengeren Interpretation verhalten, ohne dass daraus für die Politik dann Vollzugspflichten resultieren würden, die sie nicht gerne hätte. Und das halte ich für mordsgefährlich. Es ist ja richtig, dass alles nur dann funktioniert, auch die rechtlichen Vorgaben, wenn die Bürgerinnen und Bürger sich zum weitaus größten Teil freiwillig daran halten. Man kann ja nicht neben jede Person einen Polizisten stellen. Diese Bereitschaft zur Rechtsbefolgung setzt aber auch voraus, dass man klar weiß, wo man eine Rechtspflicht erfüllt und wo man etwas Überobligationsmäßiges tut. Dazu kann man dann ja gerne bereit sein, dafür möchte man dann aber auch den Kredit, etwas Überobligationsmäßiges getan zu haben. Und man will nicht der Blöde sein, der sich zurückhält in der Meinung, etwas sei verboten, während andere Leute auf den Putz hauen und es passiert nichts, weil es eben gar keine Rechtspflicht und deswegen auch keine Durchsetzbarkeit gibt. Ich glaube, dass es die öffentliche Moral in diesen Punkten untergräbt, wenn man da unklar ist.

Deswegen sehe ich das außerordentlich kritisch.

ELISABETH HOLZLEITHNER

Ich selbst habe im ersten Lockdown viel mehr für verboten gehalten, als tatsächlich verboten war. Meine Informationen habe ich zunächst weitgehend über die Pressekonferenzen der Bundesregierung bezogen. Auch aufgrund der Bilder aus Norditalien war meine Bereitschaft, mich auf diese Maßnahmen einzulassen, sehr hoch. Bei der Frage des prinzipiellen Zuganges habe ich zum vorher Gesagten nichts hinzuzufügen. Inhalte sollten möglichst klar und situationsangepasst kommuniziert werden. Wir wissen aber auch, dass jede Norm letztlich interpretationsbedürftig ist. Ich hatte ja den Eindruck, dass gerade in der ersten Phase auch diejenigen, die die Norminhalte verkündet haben, bisweilen gar nicht so genau gewusst haben, was da jetzt wirklich normiert war. Sie haben sich selbst ein Stück weit auf Leute verlassen, die ihnen eine möglichst strikte Interpretation der Normen übermittelt haben. Eine andere Vorgangsweise wäre sauberer. Klare Appelle an die Bevölkerung, beispielsweise über soziale Medien, sind gewiss sinnvoll. Am 31. Oktober, kurz vor dem zweiten Lockdown, kam aus dem Bundeskanzleramt eine ganze Kanonade von Twitter-Nachrichten mit deutlichem Appellcharakter. Dagegen ist gar nichts einzuwenden. Als Bürgerin bin ich aber verstimmt, wenn ich merke, dass ein hoher Staatsfunktionär falsche Informationen verbreitet. Beispielsweise wurde behauptet, dass sich nur noch Personen aus zwei unterschiedlichen Familien treffen dürfen. Ich habe also auf Twitter nachgefragt, an welcher Stelle der Verordnung das nachzulesen sei. Das war rein rhetorisch, es steht nirgends. Eine solche Manipulation in der Kommunikation halte ich in einer Demokratie für sehr gefährlich. Sie führt zu einem beträchtlichen Vertrauensverlust. Dass die Regierung und einzelne Ministerinnen und Minister rechtliche Regelungen in den Medien vermitteln, das finde ich durchaus sinnvoll. Denn sie sollen dafür einstehen, und sie stehen der Bevölkerung in der Pflicht, die informiert werden muss. Es reicht nicht, der Bevölkerung ein Verordnungsblatt oder ein Gesetzesblatt zu übermitteln. Die Information muss darüber hinaus gut aufgearbeitet und kommuniziert werden.

MAGDALENA PÖSCHL

Wir sind uns einig, dass Normen klar formuliert sein sollen. Unklare Normen wollen Menschen bisweilen glauben lassen, ein Verhalten sei rechtlich gewollt, obwohl es das eigentlich nicht ist. Wenn Entscheidungsträgerinnen und -träger dieses Verhalten nicht zwingend vorschreiben, kann dahinter ein ungelöster politischer Konflikt stehen. Möglich ist ferner, dass die Verantwortlichen nicht den Mut haben, die eigentlich gewollte Norm zu erlassen, weil sie als Tabu empfunden wird. Schließlich ist denkbar, dass sie Zweifel daran haben, dass die gewollte Norm der Verfassung entspricht. Für die Akzeptanz der Bevölkerung ist die Klarheit von Normen freilich essentiell. Ein Ausweg wäre, Direktiven, die nicht als rechtliche Normen erlassen werden können, als bloße Appelle zu artikulieren, sie aber von rechtlichen Geboten klar zu trennen – darüber bestand unter den Diskutierenden Einigkeit. Die Uneinigkeit beginnt erst bei der Frage, ob die Trennung entlang der Rechtssatzform erfolgen soll – dann wären Appelle stets außerhalb von Gesetzen oder Verordnungen zu formulieren – oder ob eine klare sprachliche

Absetzung innerhalb der rechtlichen Norm genügt.

Damit sind wir beim letzten Punkt angelangt, dem Rechtsschutz. Werden Normen regelwidrig erlassen, müssen Gerichte die Rechtmäßigkeit wiederherstellen. Die deutschen Gerichte wurden sehr intensiv mit Corona-Normen befasst und haben auch rasch entschieden, weil es in Deutschland einen „vorläufigen Rechtsschutz" gibt: Das bedeutet, dass Gerichte Normen in einem Eilverfahren einstweilen aussetzen können. Sehr oft ist das in Deutschland zwar nicht passiert, aber einige Male doch. Gertrude Lübbe-Wolff, gab es nach diesen Eilverfahren auch eine Entscheidung in der Hauptsache, hat das jeweils zuständige Gericht also schon entschieden, ob die vorläufig ausgesetzte Norm wirklich rechtswidrig war oder stehen diese Entscheidungen noch aus?

GERTRUDE LÜBBE-WOLFF

Ich muss gestehen, dass ich diese Frage nicht mit hundertprozentiger Sicherheit beantworten kann, weil in unserem Rechtsinformationssystem schon über 2000 Entscheidungen zum Thema Corona oder COVID gespeichert sind. Alles, was ich gesehen habe, waren Sachen im Eilverfahren oder verfassungsgerichtliche Nichtannahmebeschlüsse, mit denen die Sache dann auch endgültig abgetan, also nicht zur Entscheidung angenommen worden ist. Das mag auch damit zusammenhängen, dass es bei uns die Möglichkeit des sogenannten isolierten Eilrechtsschutzantrages gibt. Das heißt, man kann einen Eilantrag schon stellen, bevor man in der Hauptsache überhaupt die Klage anhängig gemacht hat. Und ich könnte mir vorstellen, dass das in vielen Fällen schon aus Kostengründen auch so gemacht worden ist und weil die Regelungen ja dann ohnehin bald auslaufen. Daher bin ich nicht einmal sicher, wieviel da noch hinterherkommt. Im vorläufigen Rechtsschutzverfahren bei den Fachgerichten habe ich etliche Entscheidungen gesehen, die sich auf die Annahme stützten, die angegriffene Beschränkung sei aller Voraussicht nach rechtswidrig. Das ist dann fast schon so gut wie eine endgültige Entscheidung, nicht formell, aber der Einschätzung nach, die da drinsteckt.

MAGDALENA PÖSCHL

In Österreich funktioniert der Rechtsschutz anders: Der Verfassungsgerichtshof kann gegen Normen keinen vorläufigen Rechtsschutz gewähren, er entscheidet vielmehr sofort in der Hauptsache. Bis es dazu kommt, kann aber etwas Zeit vergehen. So hat der Verfassungsgerichtshof die ersten Entscheidungen über Corona-Normen erst im Juli 2020 gefällt, also zu einer Zeit, zu der diese Normen schon außer Kraft getreten waren. Das ist für Krisennormen auch typisch, denn sie gelten nur für kurze Zeit. Clemens Jabloner, kommt der Rechtsschutz dann nicht zu spät oder bewirkt es auch etwas, wenn der Verfassungsgerichtshof „nur" ausspricht, dass eine Norm rechtswidrig war? Sollen wir an unserem System festhalten oder einen vorläufigen Rechtsschutz einführen?

CLEMENS JABLONER

Im Unterschied zu Deutschland werden in Österreich Verordnungen nicht im Rahmen der Verwaltungsgerichtsbarkeit geprüft, sondern allein vom Verfassungsgerichtshof. Ein Verfahren zur Erlassung von Verordnungen existiert in nur gewissen Rudimenten. Der Verfassungsgerichtshof hat sich in doppelter Hinsicht bewährt. Erstens durch einen kühnen Sprung weg von seiner bisherigen Judikatur, die ja bisher genauso wie beim Verwaltungsgerichtshof das Rechtsschutzbedürfnis verneinte, wenn der Rechtsakt schon außer Kraft getreten war. Es ist gut, dass diese Rechtsprechung zumindest hier geändert wurde. Zweitens wurde rasch reagiert. Eine unmittelbare Notwendigkeit, den vorläufigen Rechtsschutz zu verstärken, sehe ich nicht. Bei dahingehenden Überlegungen sollte darauf geachtet werden, dass der eigentliche Rechtsschutz nicht entwertet wird. Es darf keine Vorwegnahme der Schlussentscheidung stattfinden. Die Entscheidung müsste auf eine abstrakte Gegenüberstellung von Risiken und Gefahren limitiert werden, etwa wie das der Verwaltungsgerichtshof in Österreich bei der aufschiebenden Wirkung handhabt. Ich bin von der Notwendigkeit eines neuen Instruments nicht überzeugt.

MAGDALENA PÖSCHL

Felix Uhlmann, in der Schweiz gibt es – wie in Deutschland – einen vorläufigen Rechtsschutz gegen Verordnungen. Bei kurzfristig geltenden Normen würden sich Schweizer Gerichte wahrscheinlich – wie der österreichische Verfassungsgerichtshof – auf die Frage einlassen, ob eine bereits außer Kraft getretene Norm rechtswidrig war. Welche Rolle haben die Schweizer Gerichte in der Coronakrise gespielt?

FELIX UHLMANN

Es ist vielleicht noch zu früh für eine endgültige Bewertung. Die Schweizer Gerichte haben die Möglichkeit, zu intervenieren, haben dies aber nur in wenigen Fällen getan. Das System ist weniger konzentriert als das österreichische. Das kantonale Gericht kann über eine kantonale Verordnung oder ein kantonales Gesetz, das angefochten werden kann, Entscheidungen treffen. Ich sehe dies als raschen und einfachen Rechtsschutz. In der Schweiz entstand der Eindruck, dass deutsche Gerichte stärker intervenieren. Ob dieser Eindruck berechtigt ist, müsste sorg-fältig untersucht werden. Vielleicht entsteht die höhere Anzahl an Gutheißungen einfach aus der größeren Menge der Fälle. Möglicherweise sind die Schweizer Gerichte zurückhaltend, was die technische Frage des Verwaltungsermessens betrifft und geben hier der Exekutive mehr Spielraum.

Eine Einschränkung hält der schweizerische Rechtsschutz als Spezialität bereit. Verordnungen des Bundesrates, die ja sehr wesentlich sind, können nicht abstrakt angefochten werden. Nach Erlass der Bundesratsverordnung muss ein konkreter Streitfall auftreten. Erst dann kann die Verordnung indirekt auf ihre Übereinstimmung mit der Verfassung geprüft werden. Zurzeit ist ein Vorstoß im Schweizer Parlament anhängig, wo diese Frage geprüft wird.

MAGDALENA PÖSCHL

Wir haben also drei unterschiedliche Rechtsschutzsysteme, wobei die Vorteile des einstweiligen Rechtsschutzes nicht eindeutig bejaht wurden. Es hängt wohl auch von der Rechtskultur ab, wie intensiv Rechtsschutz in Anspruch genommen wird. Der Blick auf andere Staaten löst aber offenbar

Reformüberlegungen aus. Elisabeth Holzleithner, wie denkt die Rechtsphilosophin über den Rechtsschutz: Viele Wege führen nach Rom, Hauptsache, es gibt einen?

ELISABETH HOLZLEITHNER

In einer gewissen Weise ja. Der Rechtsschutz ist in einem Rechtsstaat selbstredend ganz zentral. Im Rechtsschutz steckt das grundrechtliche Versprechen gleicher Freiheit. Dieses Versprechen darf in einer liberalen Demokratie auch in Zeiten der Pandemie nicht aufgegeben werden. Ich halte es für sehr problematisch, wenn politische Funktionärinnen und Funktionäre sich abwertend über einen Rechtsschutz äußern. Wenn etwa das Vorgehen gegen Verordnungen, die es zum Zeitpunkt der Entscheidung über ihre Verfassungsmäßigkeit nicht mehr gibt, als juristische Spitzfindigkeit abgetan wird. Der Rechtsschutz sollte im Sinne eines Auftrags gebändigter Macht sehr ernst genommen werden. Er dient den Herrschenden zur Einschränkung und zur Warnung, dass sie mit ihren weitgehenden Kompetenzen sehr sorgfältig und pfleglich umgehen müssen, weil so viel auf dem Spiel steht.

Etwas grundlegender möchte ich den Rechtsschutz noch mit der Gewaltenteilung in Verbindung bringen. Sie ist ja ein ganz wesentliches Element der Bändigung staatlicher Gewalt. Hier schließt sich auch der Kreis zum Anfang unserer Diskussion, zur Frage nach dem Verhältnis von Legislative und Exekutive und wie sich das verschoben hat. Wir haben guten Grund, sehr wachsam zu sein, je mehr Macht zur Exekutive wandert. Ich erinnere an eine sarkastische Bemerkung von John Locke, der sich über das allzu große Vertrauen von Leuten, die sich absoluten Monarchen an die Brust werfen, lustig gemacht hat: Sie würden versuchen, sich vor den Untaten von Mardern und Füchsen zu schützen und würden sich in Sicherheit wiegen, während sie schon von Löwen verschlungen werden. Genau um das zu verhindern, bedarf es der Gewaltenteilung, der wechselseitigen Kontrolle der Gewalten und eines effektiven Rechtsschutzsystems. Sonst kann der liberale Staat seine Versprechen nicht wahrmachen.

MAGDALENA PÖSCHL

Wir sind zusammengekommen, um einzuschätzen, ob sich unsere Verfassungen in der Krise bewähren. Es ist beruhigend zu sehen, dass der Rechtsschutz in allen drei Staaten letztlich funktioniert hat; so sind die Verfassungsversprechen doch wahr geworden. Tatsächlich versuchen auch alle drei Staaten die Pandemie im Rahmen der Verfassung zu bewältigen, nie ist jemand explizit aus der Verfassung ausgebrochen oder hat behauptet, im Angesicht der Krise gelte die Verfassung nicht. Auch die Grundrechte sind, wie wir gehört haben, weiterhin maßstabgebend. Wir haben ferner gesehen, dass sich die Gerichte hier aktiv einbringen. Die Diskussion hat aber auch gezeigt, dass nicht alle großen Fragen, die die Pandemie aufwirft, mit den Grundrechten zu beantworten sind – die Politik hat auch Spielraum. Umso wichtiger ist allerdings, dass sie ihre Entscheidungen regelgeleitet trifft, d.h. in den dafür vorgesehenen Verfahren, deren Sinn ja gerade darin besteht, die Qualität der Entscheidungen zu sichern. Wichtig ist ebenso, dass die Politik ihre Entscheidungen laufend evaluiert und bei besserem Wissen adaptiert. Fokussieren wir nun – dem Jubiläumsjahr entsprechend – auf Österreich, so hat sich unsere Verfassung auch im Vergleich der drei Länder durchaus bewährt. Nachholbedarf besteht in Österreich aber offenbar im Bereich der Verwaltung und in der Legistik. Damit können wir unsere Jubiläumsstunde mit grundsätzlich positiver Bilanz und neuen Einsichten beschließen. Wir haben sehr viel von Ihnen gelernt, Gertrude Lübbe-Wolff und Felix Uhlmann – haben Sie vielen Dank für diese rechtsvergleichende Betrachtung. Vielen Dank auch an Elisabeth Holzleithner und Clemens Jabloner für die Perspektiven der Rechtsphilosophie und des österreichischen Rechts.

RESÜMEE

MAGDALENA PÖSCHL

Die vorstehend dokumentierte Diskussion fand im November 2020 statt, also etwas mehr als ein halbes Jahr nach Krisenbeginn. Sie steht unter dem Eindruck der ersten COVID-19-Welle und markiert damit einen Zwischenschritt in einem Lernprozess, der bis heute andauert. Die Diskussion beginnt mit den demokratiepolitischen Folgen der Pandemie: Während sich die Parlamente am Beginn ja eher zurückhielten, nahm die Exekutive das Heft in die Hand. Erörtert wird ferner, ob diese Pandemie besser vom Bund oder von den Gliedstaaten gesteuert wird und wie die Politik das medizinische Wissen generiert, das sie zur Krisenbewältigung benötigt. Eine Schlüsselrolle spielen auch die Grundrechte, die in der Pandemie massiv beschränkt werden: Setzen sie der Politik überhaupt noch wirksame Grenzen? Das wird ebenso diskutiert wie das rechtsstaatliche Problem, dass Pandemienormen teils unklar formuliert

waren, teils aber auch von der Politik missverständlich oder sogar falsch kommuniziert wurden. Demokratie, bundesstaatliche Organisation, Grundrechte und rechtsstaatliche Klarheit wären leere Versprechen, gäbe es keinen Rechtsschutz, der die Einhaltung dieser verfassungsrechtlichen Vorgaben sichert. Daher wird abschließend erörtert, wie die Gerichte die Flut an Pandemievorschriften kontrollieren können, die sich zudem ständig ändern.

DIE KRISE ALS DEMOKRATISCHE ZUMUTUNG?

„Die Krise ist die Stunde der Exekutive" – das wird oft gesagt, wenn in Notzeiten die Macht von der Legislative zur Regierung verschoben wird, so auch in der Corona-Pandemie: In Deutschland und Österreich übertrug die Legislative der Exekutive im Frühjahr 2020 weitreichende Rege-

lungsbefugnisse. In der Schweiz war es hingegen die Exekutive, die den Notstand erklärte und Regelungsbefugnisse an sich zog, nachdem das Parlament seine Session vorzeitig beendet hatte. Hier wie dort war der Sinn der Machtverschiebung evident: Auf das teils dramatische und sich ständig ändernde Infektionsgeschehen kann die Exekutive viel rascher reagieren als ein Parlament. Ihr hohes Tempo verursacht aber auch demokratische Kosten, immerhin erlässt die Exekutive einschneidende Verordnungen, ohne zuvor im Parlament die öffentliche Widerrede der Opposition zu hören: Leiden darunter Qualität oder Akzeptanz der Verordnungen? Die Diskutierenden finden diese „demokratischen Zumutungen" vorübergehend hinnehmbar; einerseits könne die Politik nämlich auch anders für Vielstimmigkeit, Öffentlichkeit und qualitätsvolle Normen sorgen, andererseits vermag der demokratische Prozess allein nicht jedes Akzeptanzproblem zu lösen:

Eine gewisse Vielstimmigkeit entsteht auch jenseits des Parlaments, wenn sich die Exekutive mit anderen Stellen koordinieren muss. So in Deutschland, weil sich die Länder intensiv untereinander und mit dem Bund abstimmen, in der Schweiz, weil in der Regierung fast alle politischen Kräfte vertreten sind. In Österreich muss sich der primär zuständige Gesundheitsminister zumindest mit seinem Regierungspartner koordinieren. Doch findet dies meist hinter verschlossenen Türen statt; im Parlament hingegen werden Argumente und Gegenargumente öffentlich ausgetauscht. Auch das lässt sich jedoch ein Stück weit nachholen: von der Opposition, die die Exekutive für ihre Verordnungen parlamentarisch zur Verantwortung zieht, und von den Medien, die öffentliche Debatten in Gang setzen, im Idealfall unterstützt von der Wissenschaft.

Um Fehler schon bei der Normsetzung zu vermeiden, benötigt die Exekutive zudem soliden legistischen Sachverstand. Das gilt umso mehr in der Pandemie, in der Verordnungen oft unter hohem Zeitdruck erlassen werden. In Österreich bestehen insoweit, wie die Diskussion zeigt, schmerzliche Defizite, sie wurden vor allem am Beginn der Krise bemerkbar. Diese institutionelle Schwäche ist mitverantwortlich für mangelhafte Verordnungen, die der Verfassungsgerichtshof (VfGH) zum Teil auch für rechtswidrig erklärt hat. Das hat die Akzeptanz der Pandemienormen nachhaltig geschwächt. Österreich sollte daraus lernen, dass legistischer Sachverstand zur Infrastruktur einer funktionierenden Verwaltung gehört und daher nicht fallweise „zugekauft" werden kann. Die Verwaltung muss vielmehr alles daransetzen, in jedem Ressort eine versierte Legistik aufzubauen und dauerhaft vorzuhalten.

Die Krise ist nur die *Stunde* der Exekutive; daher muss der Staat nach Meinung der Diskutierenden mittelfristig zu demokratischen Entscheidungsprozessen zurückkehren. Damit haben auch alle drei Staaten begonnen: Das Schweizer Parlament erließ im Laufe der Pandemie ein Covid-19-Gesetz; in Deutschland schärfte das Parlament das Infektionsschutzgesetz nach. Auch das österreichische Parlament hat die Pandemiegesetze mehrfach novelliert, nicht zuletzt, um neuerlichen Lockdown-Verordnungen eine sichere gesetzliche Grundlage zu geben. Flankierend wurden diese Verordnungen an die Zustimmung des Hauptausschusses des Nationalrates gebunden – ein bewährter Weg, um einschneidende Verordnungen demokratisch rückzubinden. Kritisiert wurde in der Diskussion aber, dass für Lockdown-Verordnungen nicht die gesamte Bundesregierung zuständig ist, sondern nur der Gesundheitsminister. Zwar stimmt er sich informell mit den anderen Regierungsmitgliedern ab; für Fehler der Verordnung muss er aber rechtlich allein einstehen. Eine ähnliche Schere zwischen Einfluss und Verantwortung wurde bei Gesetzesinitiativen konstatiert: Die Bundesregierung gebe den Inhalt der Pandemiegesetze deutlich vor, initiiere sie aber – anders als sonstige Gesetze – kaum je durch Regierungsvorlagen im Parlament; das zu tun, wird den Abgeordneten der Regierungsparteien überlassen. Zur demokratischen Normalität ist Österreich in der Pandemiegesetzgebung also noch nicht vollends zurückgekehrt.

Die Einbindung der Legislative ist auch deshalb so bedeutsam, weil der pluralistische, offene Diskussionsprozess legitimatorische Kraft entfaltet. Ob die Maßnahmen von der Bevölkerung faktisch akzeptiert werden, hängt aber, wie die Diskussion ergab, auch stark von anderen Faktoren ab: der Dramatik der Situation, der Konsistenz und Effektivität der Maßnahmen, den Opfern, die den Menschen abverlangt werden und auch ihrer Empfänglichkeit für die Argumente, die den Maßnahmen zugrunde liegen. Zu gravierenden Akzeptanzproblemen führten Verschwörungstheorien, eine wissenschaftsfeindliche Haltung und ein rücksichtsloses Verständnis von individueller Freiheit; bei solchen Positionen stoße die befriedende Kraft der Demokratie an ihre Grenzen.

DER BUNDESSTAAT ALS SEGEN ODER PLAGE?

Wie Österreich sind auch Deutschland und die Schweiz Bundesstaaten; ob das in der Pandemie nützt oder schadet, ist eine offene Frage. Die Diskussion zeigt jedenfalls Potential in beide Richtungen: Liegt die Regelsetzung bei den Gliedstaaten, so kann zwischen ihnen ein Wettbewerb entstehen, der vielleicht rasch die wirksamsten Maßnahmen hervorbringt. Zugleich kann jeder Gliedstaat die für seine Bevölkerung passenden Prioritäten setzen, was die Akzeptanz der Maßnahmen erhöht. Überdies sind Gliedstaaten

eher als der Zentralstaat in der Lage, auf das regionale Infektionsgeschehen präzise und freiheitsschonend zu reagieren. Diesen Vorteilen steht als Nachteil gegenüber, dass regional differenzierte Vorschriften die – ohnedies ständig wechselnden – Pandemieregelungen insgesamt zu unübersichtlich machen können, was wiederum ihre Akzeptanz und Befolgung schwächt. Dem können die Gliedstaaten zwar durch Absprachen gegensteuern; das kostet aber Zeit, die in der Pandemie knapp ist. Wie sich der Föderalismus in der Krise bewährt, hängt nach der Diskussion von der Größe des Staates, von der konkreten Aufgabenverteilung und nicht zuletzt von der politischen Kultur ab:

Die reichste Erfahrung mit dezentraler Steuerung hat Deutschland. Das dort geltende Infektionsschutzgesetz hat zwar der Bund erlassen, es überträgt aber zentrale Maßnahmen der Pandemiebekämpfung den Ländern. Diese Aufgabenverteilung erhielt in der Diskussion ein gutes Zeugnis. Ob das „Regelungslabor" der Länder rasch die wirksamsten Maßnahmen hervorgebracht hat, lasse sich zwar noch nicht beurteilen. Die dezentrale Regulierung habe sich aber jedenfalls als freiheitsschonend

und akzeptanzfördernd erwiesen. In einem großen Staat wie Deutschland schlägt die länderweise Regelungsvielfalt auch nicht so rasch in eine unübersichtliche Rechtslage um wie in einem kleinen Staat, in dem sehr viele Menschen nahe einer Grenze leben. Die verbleibende Gefahr eines regulativen „Flickenteppichs" lasse sich durch Absprachen zwischen den Ländern lindern; eine gewisse Uneinheitlichkeit bleibe jedoch und könne auch Akzeptanzprobleme auslösen.

In der sonst sehr föderalistischen Schweiz wird die Pandemiebekämpfung umso stärker beim Bund konzentriert, je gravierender sich die Krise ausprägt; erst in ruhigeren Phasen kommen die Kantone zum Zug. Diese Zentralisierung stößt kaum auf Widerstand, was prima vista verblüfft. Doch wie die Diskussion zeigt, fühlen sich die Kantone durch die Bundeszuständigkeit möglicherweise mehr entlastet als entmachtet, zumal gerade zu den Pandemiespitzen unpopuläre Entscheidungen zu treffen sind. Günstig wirke sich ferner aus, dass in den Regierungen auf Bundes- und Kantonsebene nahezu alle Parteien repräsentiert sind: So reißen Anordnungen des Bundes auf Kantonsebene keine parteipolitischen Gräben mehr auf. In den Phasen der Dezentralisierung werden die Regelungen naturgemäß bunter; Klagen über einen „Flickenteppich" kämen vor, seien aber nicht sehr ausgeprägt.

In Österreich liegt die Pandemiebekämpfung zwar allein beim Bund, doch wirken an der Vollziehung – unter der Leitung des Gesundheitsministers – Landeshauptleute und Bezirksverwaltungsbehörden mit. Diese sogenannte „mittelbare Bundesverwaltung" wäre an sich krisentauglich: Sie zentralisiert Entscheidungen, was in einem kleinen Land wie Österreich gerade zu den Pandemiespitzen wichtig ist. Zugleich erlaubt sie den lokalen Behörden, auf die regionale Infektionslage treffsicher zu reagieren, wenngleich eine zu starke Regionalisierung in einem kleinen Land wie Österreich buchstäblich an Grenzen stößt. Wie die Diskussion gezeigt hat, werden die Vorteile der mittelbaren Bundesverwaltung nicht immer lukriert, zunächst, weil die Landeshauptleute realpolitisch sehr mächtig sind und der Bundesminister seine Leitungsbefugnisse nur selten in Anspruch nimmt. Hinzu kommt, dass regional wirksame Verordnungen nicht nur der Gesundheitsminister erlassen kann, sondern auch Landeshaupt-

leute und Bezirksverwaltungsbehörden. Das habe bisweilen zur Folge, dass unpopuläre Entscheidungen wie eine heiße Kartoffel der jeweils anderen Ebene zugeschoben werden. Anders als in der Schweiz kann es in Österreich zudem zu erheblichen parteipolitischen Spannungen zwischen Bund und Ländern kommen. Sie verstärken sich, wie in der Diskussion kritisch vermerkt wurde, durch die generelle Neigung der österreichischen Politik, alles unter wahltaktischen und parteipolitischen Gesichtspunkten zu bewerten. Das wirke sich in der Krise besonders nachteilig aus, weil die Politik dann nicht nach Kausalitäten suche, sondern nach Schuldigen, die bevorzugt im gegenüberliegenden parteipolitischen Lager gefunden werden; im Wiener Wahlkampf sei dies deutlich hervorgetreten. Am Beginn der zweiten Welle bemühten manche sogar das Narrativ, das Virus komme aus dem Ausland. All das bringt Sand ins Getriebe der mittelbaren Bundesverwaltung; ihre Vorteile kommen nur zum Tragen, wenn sich alle Ebenen von Fakten und nicht von Wahl- und Parteitaktik leiten lassen und ihre Zuständigkeiten nicht nur in guten, sondern auch in schlechten Zeiten wahrnehmen.

WOHER NIMMT DER STAAT DEN MEDIZINISCHEN SACHVERSTAND?

In der Krise ist nicht nur entscheidend, ob Maßnahmen legislativ oder exekutiv, zentral oder dezentral gesetzt werden. Ebenso bedeutsam ist, auf welcher Wissensbasis das geschieht – selten waren Experten und Expertinnen in der Politik so gefragt wie heute. Zentral ist dabei nach der Diskussion, dass alle Beteiligten ihre Zuständigkeiten wahren: Die Wissenschaft hat Fakten zu liefern, aber auch deutlich zu sagen, was noch ungeklärt ist. Die Politik wiederum muss ausgehend von diesen Fakten Prioritäten setzen, Entscheidungen treffen und diese auch verantworten. Je länger die Krise dauert, desto mehr Disziplinen kommen ins Spiel, und selbst innerhalb ein und derselben Disziplin werden die Meinungen vielstimmiger: Wer ordnet diese Pluralität und bereitet sie so auf, dass sie als Entscheidungsgrundlage taugt? Hier zeigen sich große Unterschiede zwischen den drei Staaten: Die Schweiz hält den medizinischen Sachverstand traditionell in der Beamtenschaft vor, im Bundesamt für Gesundheit und auf Kantonsebene durch Kantonsärzte, die de facto recht unabhängig von der Politik sind – ihrer Ordnungskraft wurde in der Diskussion ein sehr gutes Zeugnis ausgestellt. Gleiches gilt in Deutschland allen voran für das Robert Koch-Institut, eine selbständige Forschungsstelle des Bundes, die die Bundesregierung berät, mit den Ländern kooperiert und die Bevölkerung informiert. Ein Äquivalent in Österreich wäre der Oberste Sanitätsrat, der erstmals 1870 eingerichtet wurde. Doch der Gesundheitsminister hat diese wissenschaftliche Kommission, wie in der Diskussion kritisiert wurde, 2020 nicht einberufen. So fehle in Österreich eine wichtige Institution, die es schon vor der Krise gab, die die Krise überdauern wird und die gerade deshalb über die nötige Autorität verfügt, um der Politik und der Bevölkerung eine Orientierung zu geben. Ad hoc einberufene Beratungsgremien können dies – bei allen Verdiensten – nicht in gleicher Weise leisten. Hier zeigt sich neuerlich die Neigung der österreichischen Verwaltung, „hauseigenen" Sachverstand leichtfertig zu schwächen.

WAS LEISTEN DIE GRUNDRECHTE?

Die Pandemiebekämpfung beschränkt unser gesamtes Leben fast rund um die Uhr massiv; ihre Grundrechtskonformität festzustellen, ist jedoch, wie die Diskussion zeigt, außerordentlich anspruchsvoll. Denn einerseits verfolgen die Beschränkungen gewichtige und komplexe Ziele, zumal, wenn die Politik auch eine gerechte Lastenverteilung anstrebt. Andererseits sind die betroffenen Interessen der Menschen vielfältig und interdependent. Ob Ziele und Eingriffe in einem angemessenen Verhältnis stehen, ist dann schwer zu beurteilen. Wie die Diskussion ergibt, ist diese Prüfung nur bewältigbar, wenn man nicht an jede politische Entscheidung das Millimetermaß anlegt, sondern der Politik einen gewissen Spielraum zugesteht. Auch dann blieben die Grundrechte aber die entscheidenden Grenzen der politischen Macht: Sie zwingen den Staat zum einen, rational und maßhaltend vorzugehen und Lasten gleichmäßig zu verteilen. Zum anderen müsse der Staat gerade in der Pandemie bereit sein, ständig zu lernen, einmal gesetzte Maßnahmen also zu evaluieren und bei besserem Wissen zu korrigieren.

Wie in der Diskussion festgestellt wurde, stößt sich die Bevölkerung an Gleichheitsproblemen fast mehr als an Freiheitseinbußen. Augenscheinliche Ungleichbehandlungen entstehen, wenn der Staat das gesellschaftliche und wirtschaftliche Leben schrittweise schließt oder öffnet und dabei manche Lebensbereiche priorisiert und andere zurückstellt – ein Problem, das allerdings meist in wenigen Wochen vorübergeht. Viel nachhaltiger wirken Schließungen, die zwar allen gleichermaßen verordnet werden, die Menschen aber abhängig von Vermögen, Bildung, Wohnort, Geschlecht oder Alter dramatisch verschieden treffen: Hier tun sich, wie in der Diskussion bemerkt wurde, in unserer Gesellschaft „Abgründe von Ungleichbelastung" auf. Zentral seien die sozialen Unterschiede, treffen diese doch Kinder aus armen bzw. bildungsfernen Familien am härtesten. Für sie seien Schulschließungen wie ein „Fußtritt in den Abgrund", der sie um Lebenschancen bringt. Umso wichtiger sei es, dass die Politik dem Offenhalten der Schulen und Kindergärten – anders als am Beginn der Pandemie – inzwischen hohe Priorität zuerkennt. Weniger einmütig beurteilten die Diskutierenden, ob die Lasten zwischen Alt und Jung angemessen verteilt sind. So wurde betont, dass junge Menschen nicht nur die wirtschaftlichen Folgen der Pandemie tragen, sondern auch während der Pandemie auf sehr viel verzichten müssen, obwohl sie nicht primär gefährdet sind. Das lege nahe, älteren Menschen wegen ihres höheren Risikos auch gewisse Sonderbeschränkungen aufzuerlegen, zumal dies die Gesundheitssysteme effektiver entlasten würde. Zugleich seien Ältere aber vor Vereinsamung zu schützen; sie wie am Beginn der Pandemie in Pflegeheimen und Krankenhäusern abzuschotten, gehe viel zu weit. Gegen Sonderlasten für Ältere wurden verschiedene Zweifel angemeldet: In der Pandemie stünden die Menschen einander in der Pflicht; die Debatte über Sonderlasten berge die Gefahr einer Dichotomisierung zwischen Alt und Jung, die eine entsolidarisierende Dynamik auslösen könne. Auch sei gar nicht so klar, wer eigentlich die Alten und wer die Jungen seien. Sonderlasten für Alte würden, wie von anderer Seite eingeworfen wurde, in der Bevölkerung nicht akzeptiert, weil Junge ihnen nahestehende Ältere nicht belastet sehen wollten.

WIE FORMULIERT UND KOMMUNIZIERT MAN KRISENNORMEN?

Auffallend oft bleibt in der Pandemie unklar, was den Menschen verboten und was ihnen noch erlaubt ist: Manche Normen sind schlicht unklar formuliert, entweder weiß man nicht, welches Verhalten genau geboten ist, oder es bleibt offen, ob ein genau umschriebenes Verhalten wirklich verpflichtend ist. Bisweilen wird der Inhalt von Normen aber auch nur unpräzise kommuniziert, etwa wenn die Politik die Menschen – möglicherweise sogar gezielt – im Unklaren lässt, wie weit eine Verhaltenspflicht reicht, in der Hoffnung, sie würden die Pflicht möglichst weit verstehen. Es ist auch schon vorgekommen, dass die politische Ebene über den Inhalt von Normen schlicht falsch informierte, also ein Verhalten als verboten darstellte, was es definitiv nicht war. Warum kommt es zu solchen Verwirrspielen?

Die Ursache ist nach der Diskussion darin zu suchen, dass die Krise sehr schwer zentral zu steuern ist. Grundsätzlich gilt ja: Die Pandemie ist umso eher zu bewältigen, je disziplinierter wir in nahezu allen Lebensbereichen sind. Aber diese Disziplin umfassend vorzuschreiben, ist schon

praktisch unmöglich, weil die Befolgung derart weitreichender Normen nicht ansatzweise kontrollierbar wäre: quantitativ, weil kein Staat so viel Personal aufbieten kann; qualitativ, weil sich die Politik scheut, mit Kontrollen in den häuslichen Bereich einzudringen. Ob solche Pflichten und Kontrollen grundrechtskonform wären, ist ohnedies zweifelhaft. Das mag die Politik dazu verleiten, Zuflucht in den beschriebenen Strategien zu suchen und der Bevölkerung Pflichten zu suggerieren, die in Wahrheit nicht bestehen. Ein solches Vorgehen ist jedoch, darüber bestand Einigkeit, rechtsstaatlich abzulehnen. Zudem seien solche Strategien kontraproduktiv, weil sie die Akzeptanz der Normen untergraben, die für die Pandemiebewältigung gerade entscheidend ist.

Diese Akzeptanz könne nur erreicht werden, wenn Normen eindeutig formuliert sind, wenn die Politik über den Inhalt dieser Normen korrekt und unmissverständlich informiert und wenn sie klar kommuniziert, welches Verhalten „nur" angeraten ist, gegebenenfalls auch dringlich: Nichts spreche dagegen, auf Zwang zu verzichten und nur an die Menschen zu appellieren, sich rücksichtsvoll zu verhalten. Wer solchen

Appellen folgt, solle aber auch für sich verbuchen können, dass er etwas über das Gebotene hinaus leistet; er dürfe nicht am Ende als dumm dastehen. Über all das waren die Diskutierenden einig; unterschiedlich beurteilt wurde hingegen, ob man sowohl rechtliche Gebote als auch bloße Appelle – sprachlich klar getrennt – in Gesetze bzw. Verordnungen aufnehmen kann, oder ob es besser ist, Gesetz und Verordnung exklusiv für rechtliche Gebote zu reservieren und Appelle andernorts zu formulieren.

KOMMT DER RECHTSSCHUTZ IN DER KRISE ZU SPÄT?

Auch den Rechtsschutz stellt die Pandemie vor große Herausforderungen: Pandemienormen gelten meist nur für kurze Zeit; gerichtliche Verfahren, die diese Normen kontrollieren, können hingegen dauern – bis sie entscheidungsreif sind, mag die Pandemienorm längst außer Kraft getreten sein. Dann scheint der Gerichtsspruch für die Betroffenen zu spät zu kommen; zugleich steht das Gericht vor der Frage, warum es über eine Norm absprechen soll, die niemanden mehr belastet. Dabei ist der Rechtsschutz gerade dann be-

sonders bedeutsam, wenn die Macht zur Exekutive verschoben wird. Wie muss die gerichtliche Kontrolle der Exekutive organisiert sein, um auch in der Krise das zentrale Verfassungsversprechen einzulösen, dass die Menschen frei und gleich sind? Die Diskussion zeigt, dass Deutschland, die Schweiz und Österreich hier verschiedene Wege gehen:

In Deutschland können Gerichte über Normanfechtungen in einem „Eilverfahren" entscheiden, die bekämpfte Norm also rasch, aber nur vorläufig prüfen und gegebenenfalls aussetzen. Das ist auch bei einigen Pandemienormen geschehen; da sie so kurzfristig gelten, ist sogar denkbar, dass in einigen Verfahren gar keine endgültige Entscheidung mehr ergeht. Dann würde der vorläufige Rechtsschutz de facto zu einem endgültigen.

In der Schweiz besteht ein vergleichbarer Rechtsschutz für kantonale Verordnungen und Gesetze; er wurde dem ersten Anschein nach aber nicht so intensiv gewährt wie in Deutschland, möglicherweise, weil Schweizer Gerichte in Ermessensfragen zurückhaltender judizieren. Schwieriger als kantonale Verordnungen sind Bundesverordnungen zu bekämpfen, obwohl sie die Freiheit

wohl gravierender beschränken; ob der Rechtsschutz hier genügt, wird in der Schweiz bereits diskutiert.

In Österreich ist die Normenkontrolle beim VfGH monopolisiert, der keinen Eilrechtsschutz gewähren kann; ein Bedarf danach wurde in der Diskussion eher verneint. Der VfGH spricht nämlich – in Fortentwicklung seiner bisherigen Judikatur – über die Pandemienormen ab, selbst wenn sie außer Kraft getreten sind, und tatsächlich hat er auch schon viele Verordnungen als rechtswidrig qualifiziert. Das ist rasch geschehen und hat seine Wirkung nicht verfehlt: Die Verwaltung bemüht sich seither erkennbar um eine bessere Qualität ihrer Verordnungen.

IST DIE VERFASSUNG KRISENFEST?

Diese Frage kann für alle drei Staaten bejaht werden, auch für die österreichische Verfassung, deren 100. Geburtstag den Anlass für diese Diskussion gab. In keiner Phase der Pandemie hat sich der Staat außerhalb der Verfassung gestellt. Nie hat jemand behauptet, im Angesicht der Krise gelte die Verfassung nicht; auch die Maßgeblichkeit der Grundrechte, die durch die Krise gewiss besonders herausgefordert sind, hat niemand in Zweifel gezogen. Die beherzte Kontrolle des VfGH sorgt schließlich dafür, dass die Verfassung auch in der Krise befolgt wird, wenn schon nicht im ersten, so doch im zweiten Anlauf. Die Verfassung hat die Bekämpfung der Pandemie auch nie behindert. Die Politik mag sie bisweilen als beschwerlich oder gar als Spitzfindigkeit empfinden, doch bei näherem Hinsehen erweist sich die Verfassung in der Krise als verlässliche Hilfe. Wie die Diskussion zeigt, ist nämlich der Zwang, mit dem der Staat seine Normen durchsetzen kann, keineswegs die einzige Steuerungsressource in dieser Pandemie. Die Krise ist letztlich nur zu bewältigen, wenn die Bevölkerung die Maßnahmen zur Pandemiebekämpfung mitträgt. Zwar werden sich, auch das wurde in der Diskussion betont, nicht alle Menschen von diesen Maßnahmen überzeugen lassen. Die Verfassung sorgt aber immerhin dafür, dass der Staat Normen hervorbringt, die die Bevölkerung im Großen und Ganzen akzeptieren kann. Das beginnt, wenn die Demokratie verlangt, dass vor der Erlassung von Gesetzen eine vielstimmige und öffentliche Debatte im Parlament stattfindet – sie hilft, Fehler zu vermeiden und trägt dazu bei, dass sich die Bevölkerung in Gesetzen und darauf beruhenden Verordnungen wiederfinden kann. Auch der Föderalismus hat sich als akzeptanzfördernd erwiesen, und wie man an der Schweiz sieht, lässt sich selbst in einem kleinen Staat wie Österreich eine regional differenzierte Rechtslage einigermaßen übersichtlich gestalten. Eine Schlüsselrolle spielen ferner die Grundrechte, weil die Bevölkerung überschießende oder inkonsistente Regeln mittelfristig nicht befolgen wird. Nichts Anderes gilt für das rechtsstaatliche Gebot, dass Normen klar zu formulieren und – wie nach dem Frühjahr 2020 hinzuzufügen ist – von der Politik auch richtig zu kommunizieren und von der Verwaltung korrekt zu vollziehen sind: Anders kann das Recht seine Steuerungskraft nicht entfalten. Zentral ist schließlich, dass die gerichtliche Kontrolle auch in der Krise funktioniert – sie stärkt das Vertrauen in das Recht und damit neuerlich die Bereitschaft der Menschen, sich an Normen zu halten. Die Verfassung zu befolgen, ist daher nicht nur die rechtliche Pflicht aller Staatsorgane, sondern auch ein Gebot politischer Klugheit. Das gilt gerade in der Pandemie, die eine nachdrückliche Lehrmeisterin ist: Da sie in Wellen wiederkehrt, wirkt das Vertrauen, das die Politik in einer Welle verspielt hat, zählebig als Misstrauen in jeder weiteren Welle nach.

So sehr sich die Verfassung in der Krise bewährt, so sehr macht die Pandemie institutionelle Defizite der österreichischen Verwaltung, aber auch der politischen Kultur sichtbar. Diese Schwächen gab es schon vor der Krise, sie wirken sich aber in der Krise besonders nachteilig aus. Das beginnt bei der Tendenz der Verwaltung, ihren Sachverstand leichtfertig zu schwächen, setzt sich fort im Drang mancher Politiker, Einfluss zu nehmen, ohne Verantwortung zu tragen, und endet bei der Neigung der Politik, alles unter wahl- und parteitaktischen Gesichtspunkten zu bewerten. Insoweit möchte man Österreich keine Rückkehr zur alten Normalität wünschen, in der die konstatierten Defizite entstanden sind, sondern viel eher einen Aufbruch in eine neue Normalität, die diese Schwächen systematisch ablegt. Ende März 2021 befinden wir uns nun in der dritten Welle, die in Österreich anders gesteuert wird als die zweite und erst recht anders als die erste Welle, nicht zuletzt, weil die Politik aus Fehlern gelernt hat – und auch lernen musste, um eine müde gewordene Bevölkerung weiterhin zur Mitwirkung an der Pandemiebewältigung zu motivieren: Unter dem Eindruck der verfassungsgerichtlichen Kontrolle sind zunächst die Verordnungen sorgfältiger verfasst als im Frühjahr 2020. Der Gesundheitsminister hat vor kurzem den Obersten Sanitätsrat einberufen und sogar zum „wichtigsten Beratungsgremium" erklärt.[79] Bevor einschneidende Verordnungen erlassen werden, finden in Österreich unterdessen routinemäßig Gespräche mit der Opposition statt, und die Landeshauptleute werden intensiv eingebunden – der Zeitverlust der so erzeugten Vielstimmigkeit wird erkennbar hingenommen, um die Akzeptanz der Maßnahmen in der Bevölkerung zu gewährleisten. Aus demselben Grund geht Österreich auch zu regionalen Maßnahmen über, die teils ausdrücklich experimentellen Charakter haben: So setzt man in Vorarlberg wegen der relativ günstigeren Infektionslage erste Öffnungsschritte, die später für Restösterreich modellhaft sein können. Umgekehrt werden für die „Ostregion" Österreichs länderübergreifende Maßnah-

men ergriffen, um die starke Ausbreitung der britischen Variante einzudämmen; auch sie werden möglicherweise bald auf andere Regionen erstreckt. In Schwaz wiederum soll die stark verbreitete südafrikanische Variante gebremst werden, indem man die lokale Bevölkerung, von Studien begleitet, vorgezogen impft. Den zusätzlichen Impfstoff lieferte die EU, die diese Aktion als einen Modellfall betrachtet.

Mehrere Monate nach unserer Diskussion stellen sich aber auch viele Fragen neu: Die Lastenverteilung zwischen Jung und Alt würde heute möglicherweise anders bewertet, weil immer mehr junge Menschen von Infektionen betroffen sind, teils auch schwer. Zugleich wird bereits hitzig diskutiert, ob geimpfte Personen wieder in die Freiheit zu entlassen sind, und falls ja, ob der Impfplan den Zugang zu dieser Freiheit gerecht verteilt. Dass die Exekutive diesen Impfplan in Österreich ohne gesetzliche Grundlage festgelegt hat, wirft demokratische Fragen auf. Dass jedes Bundesland den Impfplan anders handzuhaben scheint, weckt Zweifel an der akzeptanzfördernden Kraft des Föderalismus, und rechtsstaatlich fragt sich, ob man eine Zurücksetzung bei der Impfung effektiv

bekämpfen kann. In wenigen Monaten werden wieder neue Fragen anstehen. Sichtlich ist der Umgang mit der Pandemie ein Lernprozess, der noch nicht abgeschlossen ist. Wie lange das Gelernte in Erinnerung bleibt, ist eine andere Frage; doch so rasch wie die Spanische Grippe wird diese Seuche aus dem kollektiven Gedächtnis gewiss nicht verschwunden sein.

---

[79] *Lisa Nimmervoll*, Nach eineinhalbjähriger Lücke: Anschober bestellt Obersten Sanitätsrat, Der Standard 19.3.2021.